若干典型生物医学系统的优化和控制

张 玉 著

黄河水利出版社

·郑州·

图书在版编目(CIP)数据

若干典型生物医学系统的优化和控制/张玉著.—郑州:黄河水利出版社,2010.4
ISBN 978-7-80734-808-5

Ⅰ.①若… Ⅱ.①张… Ⅲ.①生物医学工程 Ⅳ.①R318

中国版本图书馆 CIP 数据核字(2010)第 055488 号

出 版 社:黄河水利出版社
地址:河南省郑州市顺河路黄委会综合楼 14 层 邮政编码:450003
发行单位:黄河水利出版社
发行部电话:0371-66026940、66020550、66028024、66022620(传真)
E-mail:hhslcbs@126.com
承印单位:黄河水利委员会印刷厂
开本:850 mm×1 168mm 1/32
印张:3.375
字数:75 千字 印数:1—1 000
版次:2010 年 4 月第 1 版 印次:2010 年 4 月第 1 次印刷

定价:15.00 元

前言

本书以生物医学为背景,运用系统控制的理论和方法,建立相关的数学模型。主要研究了生物医学中两个有关系统的优化和控制问题:肿瘤治疗和传染病传播。

在第2章里,介绍了有关控制优化及估计的基础知识。第2.1节给出动态规划的研究内容、基本概念及算法框图,这部分内容将有助于理解本文的方法及其意义。第2.2节介绍的是本书用到的和时间序列分析中有关自回归(AR)模型、滑动平均(MA)模型和自回归滑动平均(ARMA)模型的某些基本知识。

第3章运用系统控制的理论和方法,优化整个肿瘤放射治疗过程,以达到优化治疗效果的目标。首先对肿瘤放射治疗过程进行数学建模,根据临床实际提出目标函数。运用动态规划原理,得到满足该问题约束条件的肿瘤放射治疗最优方案。基于动态规划的"最优性原理",书中给出了优化算法,并通过相关的仿真试验,分别考察了模型中几个重要参数对治疗效果的影响,及其相应的医学含义,检验了优化算法的有效性。

在第4章讨论肿瘤靶区得以精确定位问题。基于人体各个器官(包括肿瘤组织)在肿瘤放射过程中不断运动和形变的现象,采用统计学方法,利用临床实测数据,比较了线性估计、均值估计、滑动平均(MA)估计三种估计方法对肿瘤中心点位置均值的估计结果。我们发现,采用均值估计的效果最佳,即肿瘤的中心点位置均值是不随时间而变化的。

第5章中,我们提出一种流行病传播的新模型。该模型考虑了流行病在空间分布的人群中随机传播的过程。其中,流行病病毒以一种自然的方式在空间扩散传播。通过仿真试验,考察了个体产生的针对该病毒的暂时性免疫力及对整个流行病传播过程的影响。通过与流行病在随机网络上的传播相比较,发现随机网络中连接概率的作用几乎等同于我们模型中的人群密度。相关结论与常识相当吻合。

最后一章是对本书的一个总结,并提出了值得进一步研究及有待解决的问题。

作 者

2010年1月

目　录

前　言
第1章　绪　论 ……………………………………………… (1)
1.1　系统建模与控制优化 ……………………………… (1)
1.2　生物医学中调控的发展和意义 …………………… (8)
1.3　肿瘤治疗过程的建模及控制 ……………………… (11)
1.4　本书的结构及主要结果 …………………………… (14)
第2章　预备知识 ………………………………………… (16)
2.1　动态规划 …………………………………………… (16)
2.2　时间序列分析 ……………………………………… (24)
第3章　生物调控过程的优化算法 ……………………… (31)
3.1　问题描述 …………………………………………… (31)
3.2　系统建模 …………………………………………… (33)
3.3　基于动态规划原理的优化算法 …………………… (36)
3.4　主要结果 …………………………………………… (38)
3.5　小　结 ……………………………………………… (56)
第4章　生物调控过程的估计问题 ……………………… (57)
4.1　问题描述 …………………………………………… (57)
4.2　方法介绍 …………………………………………… (59)
4.3　估计结果比较 ……………………………………… (61)
4.4　小　结 ……………………………………………… (72)

第 5 章　流行病在空间分布人群中的传播模型 …………… (73)
5.1　问题描述 …………………………………… (73)
5.2　系统建模 …………………………………… (75)
5.3　数值仿真结果 ……………………………… (76)
5.4　小　结 ……………………………………… (84)
第 6 章　结束语 …………………………………… (85)
参考文献 ………………………………………… (87)
致　谢 …………………………………………… (99)

第1章 绪 论

1.1 系统建模与控制优化

系统科学是研究系统结构与功能(包括演化、协同和控制)一般规律的新型科学群。它包括系统论、信息论、控制论、耗散结构论、协同论以及运筹学、系统工程、信息传播技术、控制管理技术等许多学科。加拿大籍奥地利理论生物学家L. Von Bertalanffy是最早探索系统一般规律的科学家。在《一般系统理论——基础、发展和应用》一书中,他指出系统在不同领域中表现出结构上的相似性或同构性,并将系统普遍性质总结为系统整体性、关联性、动态性、有序性。从20世纪50年代起,系统工程的大量实践,运筹学、控制论、信息论的迅速发展,都为系统学的建立准备了大量的材料并提供了丰富的内容。另外,其他科学技术特别是物理学、化学、理论生物学、数学等都有了新的发展和突破,在不同程度上揭示了系统的深刻性质和规律,不仅使得人们对系统有了更加深入的认识,而同时又为系统科学的形成提供了必要的依据。

系统科学的目的从根本上来说是两个方面:一个是对系统规律的认识,另一个是在认识系统规律的基础上如何改造系统。第一个方面是研究系统结构、子系统协同,以及系统功能在系统环境作用下的演化规律。第二个方面则是把控制的思想和理论引入到系统学。如同认识客观世界是为了更好地改造客观世界一样，人们认识系统也是为了更好地改造系统。

在系统科学研究的第一个方面，建模和模拟方法一直具有极为重要的地位。模型是为了一定目的，对客观事物、现象的一部分进行简缩、抽象、提炼出来的原型的替代物，它集中反映了原型中人们需要了解和研究的那一部分特征。数学建模就是对一个现实对象，为了一个特定目的，根据其内在规律，在必要的简化假设下，建立数学模型，然后，运用适当的数学语言描述、解释、预测实际现象的过程。这是一种有力的研究、解决各种实际问题的方法。它通过对实际问题的抽象、简化，建立数学模型，求解数学模型，以便人们更深刻地了解所研究的对象，不断揭示和验证现象背后的规律，从而更有效地解决实际问题。

数学模型有广义和狭义两种。广义地说，数学概念，如数、集合、向量、方程都可称为数学模型；狭义地说，只有反映特定对象和特定的具体事物系统的数学关系方可称为数学模型。数学模型的种类很多，而且有多种不同的分类方法。

(1)静态模型和动态模型。

静态模型是指描述的系统各变量之间的关系是不随时间的变化而改变的，一般用代数方程表达。动态模型是指描述系统各变量之间关系随时间的变化规律的数学表达式，一般用微分方程、积分方程或差分方程等来表示。常用的系统的传递函数也是动态模型，它是从描述系统的频域表达，可以从微分方程通过 Laplace 变换得到。

(2)分布参数模型和集中参数模型。

分布参数模型是用各类偏微分方程描述系统的动态特性，而集中参数模型是用常微分方程来描述系统的动态特性。在许多情况下,分布参数模型借助于空间离散化的方法,可简化为复杂程度较低的集中参数模型。

(3)连续时间模型和离散时间模型。

模型中的时间变量在一定区间内变化的模型称为连续时间模型,上述各类用微分方程描述的模型都是连续时间模型。在处理集中参数模型时,也可以将时间变量离散化,所获得的模型称为离散时间模型。离散时间模型是用差分方程描述的。

(4)随机性模型和确定性模型。

随机性模型中变量间的关系是以统计值或概率分布的形式给出的;而在确定性模型中变量间的关系是确定的,确定性模型中最普遍的是动力学模型,描述其过程的数学工具一般为微分方程、积分方程和差分方程等。

(5)参数模型与非参数模型。

用代数方程、微分方程、微分方程组以及传递函数等描述的模型都是参数模型。建立参数模型的关键在于确定已知模型结构中的各个参数。对所讨论对象遵循的规律,通过理论分析总是得出参数模型。非参数模型是直接或间接地从实际系统的试验分析中得到的响应,例如,通过试验记录得到的系统脉冲响应或阶跃响应就是非参数模型。运用各种系统辨识的方法,可由非参数模型得到参数模型。如果试验前可以决定系统的结构,则通过试验辨识可以直接得到参数模型。

(6)线性模型和非线性模型。

线性模型中各变量之间的关系是线性的,满足叠加原理,即几个不同的输入量同时作用于系统的响应,等于几个输入量单独作用的响应之和。线性模型简单,应用广泛。非线性模型中各变量之间的关系不是线性的,不满足叠加原理。在工作点附近,非线性模型常常可以近似化为线性模型,常用的方法是,把非线性模型在工作点邻域内展成 Taylor 级数,保留一阶项,略去高阶项,就可得到近似的线性模型。

数学模型作为研究和掌握系统运动规律的有力工具,也为预测、控制、优化实际系统打下必要的基础。

在实际工作中,随着生产、经济、技术的发展,人们通常会遇到下面一些问题。

(1)在安排生产计划方面,如何在现有的人力、物力等条件下,合理安排生产,使总产值或总利润最高。

(2)在生产工艺确定方面,如何在确保产品质量的前提下,选择合理的操作方式,使操作费用最低。

(3)在产品设计方面,如何选择产品参数使设计既满足要求,成本又最低。

(4)在资源分配中,如何使分配的方案既能满足要求,又能取得较好的收益。

(5)在交通运输方面,如何在保证安全行驶的条件下,使时间最少;或如何选择合理的路线,使运输费用最低。

(6)在农业方面,如何合理选择生产条件,使农业生产周期最短或农产品产量最高。

(7)在商业方面,如何合理组织货源,既能满足顾客的要求,又使资金周转最快,或总利润最高。

(8)在国防方面,如多级火箭发射,如何在规定的时间内,消耗规定的燃料,使达到的速度最大;或在规定的时间内,达到某个速度,而燃料最省。又如潜艇以最佳速度沉降,如何使之在限定的条件下下沉到预定的深度且时间最短。

上述这些问题,就是实际工程应用中的优化问题,它们的共同点就是:从多个可能的方案中选出最合理的、最能实现最优化目标的方案,该方案就称为最优方案。

长期以来,为了得到最优方案,人们进行了不断的研究和探索,以期望找到科学、合理的求解方法。寻找最优方案的方法,称为优化方法。

利用优化方法解决最优化问题的技术,称为优化技术,它包括以下两类问题。

(1)首先如何根据具体问题建立相应的数学模型,即如何用数学关系来表示最优化问题所要达到的目标和各种约束条件。

(2)采用哪种合理的优化方法来进行模型求解,以得到优化结果。

第二次世界大战以前,解决优化问题常用的数学方法是古典的微分法和偏分法。第二次世界大战中期,由于局势的需要而提出了大量古典方法不能解决的优化问题,从而产生了诸如线性规划、非线性规划、动态规划、图论等新的运筹学方法。此后,优化方法的理论和方法逐步得到了丰富和发展。

自20世纪60年代以来,随着工程技术问题的大型化、复杂化与精密化,随着经济计划与管理的科学化和综合化,尤其是随着电子计算机日益广泛的应用,优化技术不仅成为一种迫切的需要,而且有了求解的有力工具,其理论和算法迅速发展起来,形成了一门新的应用数学分支学科,渗透到了生产、管理、商业、军事、决策等各个领域中,并取得了显著的经济效益和社会效益。

回顾几十年来系统控制优化的发展,可以看到,20 世纪的系统控制科学与优化技术是在实践的重大需求与驱动下快速发展的,经历了若干重要的发展时期:如 20 世纪初 Lyapunov 的稳定理论和 PID 控制律概念,20 年代的反馈放大器,30 年代的 Nyquist 与 Bode 图,40 年代 Norbert Wiener 的控制论,50 年代R. Bellman的动态规划理论和 Pontryagin 的极大值原理,60 年代 Kalman 的滤波器、系统状态空间法、系统能控性和能观性,70 年代的自校正控制和自适应控制,80 年代针对系统不确定状况的鲁棒控制;90 年代基于智能信息处理的智能控制理论。

特别是 20 世纪 50 年代,由于航天等高技术的推动,加上电子计算机的日益强大和相关软件的实用化,一套基于状态空间模型的现代控制理论应运而生。与高科技中精确的对象模型和计算机应用相适应,许多数学控制方法得到应用和发展并揭示了系统更深刻、更普遍的内在规律。著名的例子有 R. Bellman 的动态规划理论、Pontryagin 的极大值原理等优化方法,Kalman 的能控性、能观性和滤波理论,以及极点配置、观测器等反馈设计技术等。运用数学建模的方法研究和解决各类实际问题往往需要大量数值或符号运算及图像表示技术,如果这些技术手段没有充分发展,必将限制数学建模方法的发展和应用。系统控制科学正在以空前的广度和深度向经济、金融、生物、医学、环境、地质、人口、交通等新的领域渗透,它们之间的交叉与结合,将形成许多应用性更强的重要研究方向。

然而,随着科学技术的飞速发展和人类知识的急剧膨胀,人们所遇到和处理的系统越来越复杂。在研究生物医学、工业过程、社会经济以及电力、交通、资源、环境等复杂大系统的控制、优化问题时,人们发现大多数系统难以找到既精确又便于处理的模型。这些复杂系统的复杂性特征包括非线性、随机性、无穷维、强耦合、多层次、不确定性和涌现等。于是,20 世纪 70 年代针对这些问题发展的大系统理论,着重运用分解、降阶、集结等简化方法和递阶协调等控制、优化技术来解决由于系统规模庞大而带来的信息采集、通信、计算、决策的复杂性、费用昂贵和可靠性等问题。人们注意到不同种类子系统相互耦合时分析处理上的数学困难和不同宏观、微观层次上运动形态的质的差异,认识到"复杂"并不单是由维数高、尺度大而引起的,因而大系统理论有待深入发展。

与此相应,在数理学科中出现了突变和分叉理论,以及混沌和分形等一系列新的理论,大大加深了人们对复杂系统行为的认识。近年来,一些新的开创性工作(包括临界涌现和多智能体系统方面的工作)又掀起了一股不小的研究复杂动态系统的热潮。其中,1998 年 Watts 和 Strogatz 在《Nature》杂志上发表文章,引入了小世界(Small - world)网络模型,以描述从完全规则网络系统到完全随机网络系统的转变。小世界网络系统既具有与规则网络系统类似的聚类特性,又具有与随机网络系统类似的较小的平均路径长度。而 1999 年 Barabasi 和 Albert 在《Science》杂志上发表文章指出,许多实际的复杂网络系统的连接度分布具有幂律形式。由于幂律分布没有明显的特征长度,该类网络又被称为无标度(Scale - free)网络。更值得一提的是近年来的复杂多智能体的研究。近 20 年来,多智能体系统作为描述复杂系统的一个强有力的数学建模方法和分析工具,引起了来自各学科和工程领域的学者们强烈的研究兴趣。在多智能体系统的应用中,有很多具有代表性的例子,比如人造卫星簇(Satellite Clusters)、无人驾驶飞行器(Unmanned

Aerial Vehicles)、自动公路系统(Automated Highway System)等[8-10]。

在技术上,大型航天结构、智能机器人、计算机集成制造系统、大型信息处理和控制软件设计,使得许多复杂系统,如生物医学中的医学试验、流行疾病的传播和控制等这些不便甚至不能试验的系统控制和决策问题,借助仿真手段实现其决策与控制。因此,复杂系统及其控制的研究,不能仅依赖于数学工具,也需要计算机及数值计算方法等的支持,以形成一种综合性的系统描述、控制与优化方法。

1.2 生物医学中调控的发展和意义

近年来,系统方法已经开始在生物医学中得以日益增多的应用。

20 世纪生物医学经历了由宏观到微观的研究发展过程,由形态、表型的描述逐步分解、细化到生物体中各种分子及其功能的研究。1953 年 J. D. Watson 和 F. Crick 提出的 DNA 双螺旋模型是生物学进入分子生物学时代的标志,70 年代出现的基因工程技术极大地加速和扩展了分子生物学的发展。1990 年启动的人类基因组计划是生命科学史上第一个大科学工程,开始了对生物全面、系统研究的探索。2003 年已完成了人和各种模式生物体基因组的测序,第一次揭示了人类的生命密码。人类基因组计划和随后发展起来的各种组学技术把生物医学带入了系统科学的时代。

系统方法在生物医学研究中的应用主要有利于研究一个生物系统中所有组成成分(基因、mRNA、蛋白质等)的构成以及在特定条件下这些组成成分间的相互关系,并分析生物系统在一定时间内的动力学关系。显然,以系统生物学等为代表的从系统角度研究生物医学的学科是以整体性研究为特征的一门科学。

在生物医学的系统学研究中,首先要对所研究的生物系统进行数学建模,然后对其数学模型进行模拟或者进行经典的代谢控制分析、敏感性分析、稳态分析、流平衡分析等,以深入了解系统的结构和功能。

系统生物学是典型的多学科交叉,采用系统科学的方法,将生物过程不再作为众多孤立的部分,而是作为整个系统来进行整理和定量研究。同时,它借助和发展多学科交叉的新技术方法,研究功能生命系统中所有组成成分的系统行为、相互联系以及动力学特性,进而揭示生命系统演化与控制基本规律。它的研究工具主要包括计算机、动力系统、信息学、控制论、物理等。

系统生物医学进一步使生命科学由描述性的科学转变为定量描述和预测的科学,已在预测医学、预防医学和个性化医学中得到应用。与工程系统相比,生物系统往往要复杂得多。

在目前的认识和技术条件下,对研究者来说,生物系统内部结构一般是不清楚的或不太清楚的,即生物系统是“黑箱”或“灰箱”。根据系统理论的观点,在生物系统这个具有不同结构层次的大系统中,从亚细胞、细胞、组织、器官直至机体,都存在着控制和调节功能。生物系统常常是一个分层次的多级控制系统,即存在着不同层次的控制中心。高级控制中心可以控制和修改低级控制中心的活动。例如大脑皮层、脑干和脊髓就是几个不同层次的控制中枢。生物系统还往往是非线性的,即不满足叠加原理。生物系统的时变性(即系统的结构或参数随时间而变化)从试验结果看也很突出。生物系统通常同时要受到多种因素的影响并做出多种反应，在其内外环境中存在多条反馈回路，即生物系统是多输入、多输出、多回路的系统。生物系统中各个部分之间的相互交联也非常复杂，要把其中的一部分孤立出来而不影响它的正常功能往往很困难。因此，在生物系统的控制研究中，必须注意生物系统的这些特点，把生物学知识和系统控制论方法结合起来进行研究。

生物调控就是将控制论的思想和方法用于研究生物系统的调节控制和信息处理。具体地说，生物调控就是着重从动态系统的角度，采用定量和定性的方法来阐明生物系统的演化机理。通过建立描述各种生物系统的控制和信息处理过程的繁简不同的数学模型，进行分析或系统仿真，是研究生物调控的主要方法。

生物调控还被应用于解决生物医学中的实际问题。例如，应用最优控制理论确定药物和放射疗法的最优方案，用自适应控制方法保证病人血压的稳定，合理设计生物电控制假肢和解决人工脏器的控制问题等。应用现代控制理论中的系统辨识方法，以获得生物系统的一些参量，由于生物系统的特性有个体差别和随时间变化的特点，这些参量可以反映系统的特征，为精确的诊断和最优控制的设计提供依据。

神经元与神经网络的研究是生物调控研究的另一重要内容。对感觉系统中信息传递、编码和加工等过程的模型和分析已有了较深入的研究。这些研究构成生物调控的重要分支——神经系统调控的主要内容。

利用生物调控的研究成果，促使医疗保健向纵深方向发展，特别是利用生物反馈的方法来防治某些神经精神性疾病，正是生物医学未来的发展方向。

1.3 肿瘤治疗过程的建模及控制

肿瘤是严重威胁人类生命的多发性疾病,因此肿瘤的控制与治疗也是近年来系统生物医学研究的重大课题之一。

肿瘤是一种因细胞异常增生而形成的新生物,肿瘤细胞一般具有三个主要特点:第一,细胞丧失原有的功能和形态特征;第二,细胞本身无秩序、无休止地分裂、繁殖和增生,形成肿块,它的增生既不在机体的控制之下进行,又不按机体的需要进行,并消耗机体营养,产生有害物质;第三,细胞还具有向周围组织侵袭和向远处组织转移的能力,并在这些脏器上继续生长繁殖,如果肿瘤细胞的生长得不到控制,那它将破坏机体重要脏器的功能,使之衰竭,最后导致死亡[11,12]。

鉴于肿瘤的上述生理及病理特点,肿瘤的治疗主要采用手术、放疗以及化疗等治疗方法。

在放射治疗的过程中,人体的各个器官(包括肿瘤组织)都是一直处于不断的运动之中[1,3,4,13,16]。单次放疗中位置不确定因素有:解剖结构移动、变形,正常生理过程如呼吸、心跳、胃肠蠕动等。分次放疗之间位置不确定因素有:肿瘤退缩或进展、形状改变,膀胱等脏器的充盈状态等[1,3,4,16]。此外,每一次治疗时患者的体位都存在一定的变化,这种变化也将导致肿瘤位置的变化。忽视这些变化,都将影响到肿瘤实际照射剂量,造成肿瘤欠照和正常组织损伤增加。因此,在治疗中,考虑到肿瘤位置的不确定及肿瘤的移动,放射范围必须包括肿瘤附近一定范围内的正常组织,确保没有肿瘤组织被漏照或欠照。如果在放疗时能观察到肿瘤位置的变化并进行相应调整，就有可能缩小正常组织受照范围，减少正常组织接受的放射线，减少副作用，提高疗效。图像引导放射治疗（Image Guided Radio Therapy，IGRT）技术具体实现方式有在线校位、自适应放疗、动态跟踪影像引导放疗，它使用固定装置和成像工具更精确地锁定肿瘤位置，解决一些微小的摆位变化问题，提供治疗计划模拟及在放疗期间解决肿瘤运动的方法。简言之，图像引导放射治疗（IGRT）有两个作用：测量并校正误差和补偿运动。随着放射治疗向高精度方向的发展，图像引导放射治疗（IGRT）成为一个非常重要的发展方向[7,14,23]。

在肿瘤的医学临床治疗过程中，生物影像技术的发展尤为关键。一方面，人们通过生物影像技术观察肿瘤细胞的增生情况，并掌握其生化功能的转变；另一方面，只有恰当处理实时得到的生物影像信息，包括图像反馈、数据估计等，才能更好地依据这些信息制定相应的肿瘤放射治疗方案。而随着生物影像技术的高速发展，许多系统控制、系统优化的理论成果，得以广泛应用于肿瘤放射治疗的医学实践之中[15,17,18,19]，优化肿瘤放射治疗方案，为优化肿瘤放射治疗效果提供了崭新的思路和方法，如 D. Yan, D. Lockman 等在文献[6]、[7]、[20]、[21]中引入的图像引导的自适应放射疗法（IGART）。这种方法根据治疗过程中病例的多次 CT 图像，分析肿瘤、器官的形变和运动，实时修改治疗方案，以达到更好的治疗效果。

研究器官的运动过程和形变特性，是为了更好地控制和治疗肿瘤。目前医疗机构放射治疗计划的制订，就是对既定部位、既定肿瘤的平均设计（称之为标准方案）。虽然这种设计大致可行，但缺乏量体裁衣的个案针对性。由于不同种类细胞以及由不同种类细胞构成的性质各异的器官对射线的敏感性有很大区别,同时还受到多种物理或化学因素的修饰,即使同一细胞在不同的细胞周期时相、同一器官的不同部位其辐射敏感性也存在着明显的差异,所以根据具体病例特点及肿瘤对射线的反应制定具有个案特性的放射治疗方案,是放射治疗医生所追求的理想。M. Kocher 和 H. Treuer 在文献[4]中讨论了急速增生肿瘤对加速剂量治疗(1.6Gy × 2/day,5day/week)及治疗间隔的敏感性等问题。

M. Kocher 和 H. Treuer 等在文献[5]中采用毛细管网空间模型,利用计算机仿真研究了在放射治疗中,肿瘤收缩对不同肿瘤治疗效果的影响。D. Yan 与 D. Lockman 也在文献[1]中分析了由于器官形变所造成的剂量在器官中分布的时变过程,并讨论了生物有效剂量与器官形变、剂量分布、治疗次数的敏感性问题。其后,Y. Chi, J. Liang 和 D. Yan 通过建立生物力学模型,研究了生物组织力学特性与器官几何特性的关系,及其与器官形变定位的敏感性问题[2,3]。

综上所述,国内外实体肿瘤患者接受放射治疗的人数占了很大的比例,放射治疗确为一种有效的肿瘤治疗模式,但是,目前接受放射治疗还存在着不同种类肿瘤“一刀切”的做法,很少制订以具体病例特点及肿瘤辐射敏感性为依据的闭环精准个案治疗计划,不仅造成射线资源的浪费,也加大了采用放射治疗的风险。实际上,现在放射治疗的主要发展方向正在逐步依据病例特点及肿瘤细胞辐射敏感性,利用先进的系统控制理论和方法制订具体的优化临床治疗计划。

1.4 本书的结构及主要结果

在读博士期间，已经完成5篇论文，其中2篇已发表或即将发表，2篇会议论文已发表。该书包括了大部分的研究结果，其主要结构如下：

第2章为了方便，先介绍书中用到的相关预备知识，主要分为两部分。第2.1节介绍动态规划的基本概念、研究内容及算法框图，这部分内容将有助于理解本书的研究方法及其意义。而第2.2节介绍的是本书用到的和时间序列分析中有关自回归(AR)模型、滑动平均(MA)模型和自回归滑动平均(ARMA)模型的一些基本知识。

第3章针对一个实际的肿瘤放射治疗问题进行系统建模和疗程优化。实际优化问题的状态转移方程表示为：

$$\left.\begin{aligned} hf_{k+1} &= hf_k \cdot \frac{SF_{hyp}(d_k)}{SF(d_k, hf_k, gf_k)} \cdot \mathrm{e}^{\frac{-d_k}{R_h}} \\ gf_{k+1} &= gf_k \cdot \frac{SF_{ox}(d_k)}{SF(d_k, hf_k, gf_k)} \cdot \mathrm{e}^{\frac{d_k}{R_g}}, k = 1, \cdots, N \end{aligned}\right\}$$

而实际优化的指标函数为：

$$\begin{aligned} J(hf_1, gf_1) &= \min_{\{d_k, N\}} \sum_{k=1}^{N} v_k(hf_k, gf_k, d_k) \\ &= \min_{\{d_k, N\}} \sum_{k=1}^{N} \log SF(hf_k, gf_k, d_k) \end{aligned}$$

以及放射剂量约束条件：

$$\sum_{k=1}^{N} d_k \cdot \left(1 + \frac{d_k}{3}\right) \leqslant 117$$

为解决这个带约束的优化问题，我们首先引入 Lagrange 乘子，将带约束问题转化为无约束优化问题。然后运用医学特性和动态规划方法，设计最优的控制。最后，我们得到针对不同参数的最优治疗方案，并进行了相关的仿真试验，分别考察模型中几个重要参数对结果的影响，及其相应的医学含义，检验了优化算法的有效性。

第 4 章主要研究肿瘤的位置估计。基于临床的医学数据，对器官中肿瘤的位置做出估计。利用三种不同的方法，通过对估计结果的分析，我们可以得到器官肿瘤中心点的坐标变化过程是一个平稳的随机过程。

第 5 章考虑流行病在空间分布人群中的随机传播模型。不同于已有的一些传染病模型，我们考虑流行病（或其病毒）以一种自然的方式在空间扩散传播，而受病毒侵蚀的个体以一定的概率感染疾病，进而进一步扩散病毒。通过一些仿真试验，考察了个体产生的针对该病毒的暂时性免疫力对整个流行病传播过程的影响。通过与流行病在随机网络上的传播模型相比较，我们发现随机网络中连接概率的作用几乎等同于我们模型中的人群密度。相关的动态传播结论与实际现象相当吻合。

第 6 章是结束语，包括对已有工作的总结和对未来工作的展望。

第 2 章　预备知识

本章介绍本书所需的基础知识。

第 2.1 节将给出动态规划的基本概念、研究内容及算法框图，它们将有助于理解本书的研究方法及意义。第 2.2 节介绍的是本书用到的和时间序列分析中有关自回归(AR)模型、滑动平均(MA)模型和自回归滑动平均(ARMA)模型的一些基本知识。

2.1　动态规划

动态规划是运筹学的一个分支，是求解**决策过程**(Decision Process)最优化的数学方法。20 世纪 50 年代初，美国数学家 R. E. Bellman 等在研究**多阶段决策过程**(Multi-step Decision Process)的优化问题时，提出了著名的**最优性原理**(Principle of Optimality)，把多阶段过程转化成为一系列单阶段问题，逐个求解，创立了解决这类过程优化问题的新方法——动态规划。1957 年他出版了著作《Dynamic Programming》，这是该领域的第一本著作。

本节将介绍动态规划的基本概念、基本方法及解题的基本思路，并通过后向算法的计算框图来说明动态规划的求解过程。内容主要取自文献[30]、[31]、[32]。

2.1.1 动态规划的研究内容

在一般最优化决策问题中,包括目标函数和约束条件,并在静态条件下,求得决策问题的最优结果。但在实际工作中,有时会碰到最优决策是由一系列部分决策构成的,即一个系列的最优决策包含多阶段的决策,且随时间变化而变化的问题。解决这类问题,通常采用动态规划方法。

动态规划是解决多阶段决策过程最优化的一种数学方法,是根据一类多阶段决策问题可分性的特点,把多阶段决策变化成为一系列互相联系的单阶段问题,然后逐个加以解决。在多阶段决策问题中,各个阶段采取的决策,一般来说,是与事件有关的,决策依赖于当前的状态,又随即引起状态的转移,一个决策序列就是在变化的状态中产生的,这就是动态规划的基本思路。

但是,一些与实践没有关系的静态规划问题,只要人为地引进时间因素,也可以把它视为多阶段决策问题,用动态规划去处理。

因此,动态规划的方法就是把一个“动态过程”的优化决策问题分解成一些相互联系的阶段后,把每一个阶段作为一个静态问题来分析。

2.1.2 动态规划的基本概念

一个多阶段决策过程最优化问题的动态规划模型通常包含以下几个要素。

2.1.2.1 阶段

阶段(Step)是对整个过程的自然划分。

在研究问题的过程中,根据其特性可将其恰当地划分为若干个相互联系的阶段,以便于按照阶段的次序解决优化问题。阶段变量一般用 $k=1,2,\cdots,n$ 表示。阶段的划分,一般根据实践和空间的自然特征来划分,但要便于把问题的过程转化为多阶段决策的过程。

2.1.2.2 状态和状态变量

状态(State)表示每个阶段开始时所处的自然状态。

它描述了问题过程的状态,又称为不可控因素。状态是某阶段的出发位置,它既是该阶段某支路的起点,又是前一个阶段某支路的终点。通常来说,一个阶段包含若干状态。

描述过程状态的变量称为**状态变量**(State Variable),状态变量允许取值的范围称为**允许状态集合**(Set of Admissible States),可以用一个数、一组数或一个向量来描述,常用 x_k 表示在第 k 阶段的状态变量。

状态应具备下面的性质:如果某阶段状态给定后,则在这阶段以后过程的发展不受这阶段以前各阶段状态的影响。这个性质称为**无后效性**。

2.1.2.3 决策和决策变量

当一个阶段的状态确定后,可以做出各种选择,使之演变到下一个阶段的某个状态。这种选择手段称为**决策**(Decision),在最优控制问题中称为**控制**(Control)。

描述决策的变量称为**决策变量**(Decision Variable)。决策变量允许取值的范围称为**允许决策集合**(Set of Admissible Decisions)。用 $u_k(x_k)$ 表示第 k 阶段处于状态 x_k 时的决策变量,它是 x_k 的函数,用 $U_k(x_k)$ 表示 x_k 的允许决策集合。

2.1.2.4　策略

决策组成的序列称为**策略**(Policy)。

由初始状态 x_1 开始的全过程(共 n 个阶段)的策略,记作 $p_{1n}(x_1)$,即 $p_{1n}(x_1)=\{u_1(x_1),u_2(x_2),\cdots,u_n(x_n)\}$。由第 k 阶段的状态 x_k 开始到终止状态的后部子过程的策略,记作 $p_{kn}(x_k)$,即 $p_{kn}(x_k)=\{u_k(x_k),\cdots,u_n(x_n)\}$, $k=2,\cdots,n-1$。

类似的,由第 k 阶段到第 j 阶段的子过程的策略记作 $p_{kj}(x_k)=\{u_k(x_k),\cdots,u_j(x_j)\}$。可供选择的策略有一定的范围,称为**允许策略集合**(Set of Admissible Policies),用 $P_{1n}(x_1)$, $P_{kn}(x_k)$, $P_{kj}(x_k)$表示。

2.1.2.5　状态转移方程

状态转移方程(Equation of State Transition)是确定过程由一个状态转移到另一个状态的演变过程。

若给定第 k 阶段状态变量 x_k 的值,那么该阶段的决策变量 $u_k(x_k)$一经确定,则第 $k+1$ 阶段的状态变量 x_{k+1}的值也就完全确定了,即 x_{k+1}的值随 x_k 和 u_k 的值的变化而变化,这种确定的对应关系,记之为 $x_{k+1}=T_k(x_k,u_k)$,它描述了由第 k 阶段到第 $k+1$ 阶段的状态转移规律,称为状态转移方程,T_k 称为状态转移函数。

2.1.2.6　指标函数和最优值函数

指标函数(Objection Function)是衡量过程优劣的数量指标。

它是定义在全过程和所有后部子过程上的数量函数,用 $V_{kn}(x_k,u_k,x_{k+1},\cdots,x_{n+1})$表示,$k=1,2,3,\cdots,n$。

指标函数应具有可分离性,即 V_{kn}可以表示为 $x_k,u_k,V_{k+1\,n}$的函数,记为:

$$V_{kn}(x_k,u_k,x_{k+1},\cdots,x_{n+1}) = \varphi_k[x_k,u_k,V_{k+1\,n}(x_{k+1},\cdots,x_{n+1})]$$

并且,函数 φ_k 对于变量 $V_{k+1\,n}$是严格单调的。

过程在第 j 阶段的阶段指标取决于状态 x_j 和决策 u_j,用 $v_j(x_j,u_j)$表示。指标函数由 $v_j(j=1,2,3,\cdots,n)$组成,常见的形式有:

阶段指标之和,即

$$V_{kn}(x_k,u_k,x_{k+1},\cdots,x_{n+1}) = \sum_{j=k}^{n} v_j(x_j,u_k)$$

或阶段指标之积 ,即

$$V_{kn}(x_k,u_k,x_{k+1},\cdots,x_{n+1}) = \prod_{j=k}^{n} v_j(x_j,u_k)$$

或阶段指标之极大(或极小),即

$$V_{kn}(x_k,u_k,x_{k+1},\cdots,x_{n+1}) = \max_{k\leqslant j\leqslant n} v_j(x_j,u_k)$$

这些形式下,第 k 阶段到第 j 阶段子过程的指标函数为 $V_{kj}(x_k,u_k,\cdots,x_{j+1})$。

根据状态转移方程指标函数 V_{kn}还可以表示为状态 x_k 和策略 p_{kn}的函数,即 $V_{kn}(x_k,p_{kn})$。在 x_k 给定时,指标函数 V_{kn}对 p_{kn}的最优值称为**最优值函数**(Optimal Value Function),记作 $f_k(x_k)$,即

$$f_k(x_k) = opt_{pkn\in Pkn(x_k)} V_{kn}(x_k,p_{kn})$$

其中 opt 可根据具体情况最大或最小。

2.1.2.7 最优策略和最优轨线

使指标函数 V_{kn}达到最优值的策略是从 k 开始的后部子过程的最优策略,记作 $p_{kn}^* = \{u_k^*,\cdots,u_n^*\}$。$p_{1n}^*$是全过程的最优策略,简称**最优策略**(Optimal Policy)。

从初始状态 x_1 出发,过程按照 p_{1n}^*和状态转移方程演化所经历的状态序列 $\{x_1^*, x_2^*, \cdots, x_{n+1}^*\}$ 称为**最优轨线**(Optimal

Trajectory)。

2.1.3　动态规划的基本定理和基本方程

动态规划发展的早期阶段,从简单逻辑出发给出了所谓最优性原理,然后在最优策略存在的前提下,导出基本方程,再由这个方程求解最优策略。

后来,在动态规划的应用过程中发现,最优性原理不是对任何策略过程普遍成立的,它与基本方程不是无条件等价,二者之间也不存在任何确定的蕴涵关系。基本方程在动态规划中起着更为本质的作用。

为了叙述的方便,在下面的定理中,指标函数取各阶段指标之和的形式。

定理 2.1　对于初始状态 $x_1 \in X_1$,策略 $p_{1n}^* = \{u_1^*, u_2^*, \cdots, u_n^*\} \in P_{1n}(x_1)$ 是最优策略的充分必要条件是:对于任意的 k,$1 < k \leqslant n$,有

$$V_{1n}(x_1, p_{1n}^*) = opt_{p1k-1 \in P_{1\,k-1}(x_1)} [V_{1\,k-1}(x_1, p_{1\,k-1}) + opt_{pkn \in P_{kn}(x_k)} V_{kn}(x_n, p_{kn})]$$

其中,x_k 是由 x_1,$p_{1\,k-1}$ 和状态转移方程 $x_{j+1} = T_j(x_j, u_j)$ $(j = 1, 2, 3, \cdots, k-1)$ 所确定的第 k 阶段的状态。

定理 2.2　若策略 $p_{1n}^* = \{u_1^*, u_2^*, \cdots, u_n^*\} \in P_{1n}(x_1)$ 是最优策略,则对于任意的 k,$1 < k < n$,它的子策略 p_{kn}^* 对于由 x_1 和 $p_{1\,k-1}^*$ 确定的以 x_k^* 为起点的第 k 到第 n 后部子过程而言,也是最优策略。

定理 2.2 就是**最优性原理**,通常简述为:不论过去的状态和决策如何,对于前面的策略形成的当前的状态而言,余下的各决策必定构成最优决策。

最优性原理给出的是最优策略的必要条件，它是定理 2.1 的推论。

定理 2.3　$f_k(x_k)$ 和 u_k^* 分别是最优值函数和最优决策序列的充分必要条件是，满足下列递推方程：

$$f_k(x_k) = opt_{uk \in U_k(x_k)} \{ v_k(x_k, u_k) + f_{k+1}[T_k(x_k, u_k^*)] \}$$

以及

$$f_{n+1}(x_{n+1}) = \varphi(x_{n+1})$$

$$x_{k+1} = T_k(x_k, u_k),\ x \in X_k$$

其中，φ 为已知函数。

定理 2.3 中的 $f_{n+1}(x_{n+1}) = \varphi(x_{n+1})$ 是决策过程的终端条件。当 x_{n+1} 只取固定的状态时，称为**固定终端**；当 x_{n+1} 可以在终端集合 X_{n+1} 中变动时，称为**自由终端**。

2.1.4　动态规划的后向算法和前向算法

2.1.4.1　后向算法

定理 2.3 给出的基本方法是动态规划的**后向算法**(Backward Algorithm)。其计算步骤为：

利用终端条件从 $k = n$ 开始由后向前逆推基本方程，求得各阶段的最优策略和最优值函数，最后算出 $f_1(x_1)$ 时，就得到了最优策略序列 $\{u_k^*(x_k),\ x_k \in X_k,\ k = 1, 2, 3, \cdots, n\}$。再按照状态转移方程 $x_{k+1}^* = T_k[x_k, u_k^*(x_k)]$，从 $k = 1$ 开始，由前向后确定 x_k^*，序列 $\{x_k^*, k = 1, 2, 3, \cdots, n\}$ 为最优轨线，$\{u_k^*(x_k^*), k = 1, 2, 3, \cdots, n\}$ 为最优策略。

2.1.4.2　前向算法

当决策过程可逆时，也可以用动态规划的**前向算法**(Forward

Algorithm)求解。设阶段变量 k 和状态 x_k 的定义不变,决策 u_k 应使得状态转移能由 x_{k+1} 和 u_k 确定 x_k,即有:

$$x_k = \tilde{T}_k(x_{k+1}, u_k), k = 1,2,3,\cdots,n$$

允许决策集合相应改变为 $\tilde{U}_k(x_{k+1})$。

前向算法的基本方程为:

$$f_{k+1}(x_{k+1}) = opt_{uk \in \tilde{U}_k(x_{k+1})}[v_k(x_k, u_k) + f_k(x_k)], k = 1,2,3,\cdots,n$$

终端条件是

$$f_1(x_1) = \varphi(x_1)$$

前向算法的计算过程和后向算法正好相反。

2.1.5　动态规划后向算法的计算框图

以自由终端、固定始端、指标函数取和的形式为例,我们将给出后向算法的计算框图。

当状态 x_k 和决策 u_k 为连续变量,在用数值方法求解时,须按照精度要求,进行离散化。设状态 x_k 的允许集合为:

$$X_k = \{x_{ki} \mid i = 1,2,3,\cdots,n_k\}$$

决策 $u_{ki}(x_{ki})$的允许集合为:

$$U_{ki} = \{u_{ki}^{(j)} \mid j = 1,2,3,\cdots,n_{ki}\},\ i = 1,2,3,\cdots,n_k,\quad k = 1,2,3,\cdots,n$$

状态转移方程和阶段指标应对 x_k 的每个取值 x_{ki} 和 u_{ki} 的每个取值 $u_{ki}^{(j)}$ 计算,即 $T_k = T_k(x_{ki}, u_{ki}^{(j)})$, $v_k = v_k(x_{ki}, u_{ki}^{(j)})$。最优值函数应对 x_k 的每个取值 x_{ki} 计算。

计算方程可以表示为：

$$\left.\begin{aligned}&f_k^{(j)}(x_{ki}) = v_k(x_{ki}, u_{ki}^{(j)}) + f_{k+1}[T_k(x_{ki}, u_{ki}^{(j)})]\\&f_k(x_{ki}) = opt_j f_k^{(j)}(x_{ki})\\&j = 1,2,3,\cdots,n_{ki},\ i = 1,2,3,\cdots,n_k,\ k = n,n-1,\cdots,2,1\end{aligned}\right\} \tag{2.1}$$

一般的，自由终端条件为：

$$f_{n+1}(x_{n+1}) = \varphi(x_{n+1}) \tag{2.2}$$

其中，φ 已知，固定始端条件可以表示为 $X_1 = \{x_1\} = \{x_1^*\}$。

按照式(2.1)、式(2.2)后向计算出全过程最优值 $f_1(x_1^*)$。记状态 x_{ki} 的最优决策为 $u_{ki}^*(x_{ki})$，由 x_1^* 和 $u_{ki}^*(x_{ki})$ 按照状态转移方程计算出最优状态 x_k^*，并得到对应的最优决策 $u_k^*(x_k^*)$，于是，最优策略为 $\{u_1^*(x_1^*), u_2^*(x_2^*), \cdots, u_n^*(x_n^*)\}$。

算法程序的框图，如图 2.1 所示。

2.2　时间序列分析

时间序列(Time Series)**分析**是概率统计学科的一个分支，它最早起源于 1927 年，数学家耶尔(Yule)提出建立**自回归**(AR)**模型**来预测市场变化的规律。在随后的 1931 年，另一位数学家瓦尔格(Walker)在 AR 模型的启发下，建立了**滑动平均**(MA)**模型**和**自回归滑动平均**(ARMA)**模型**，初步奠定了时间序列分析方法的基础，当时，这些方法主要应用于经济分析和市场预测领域。

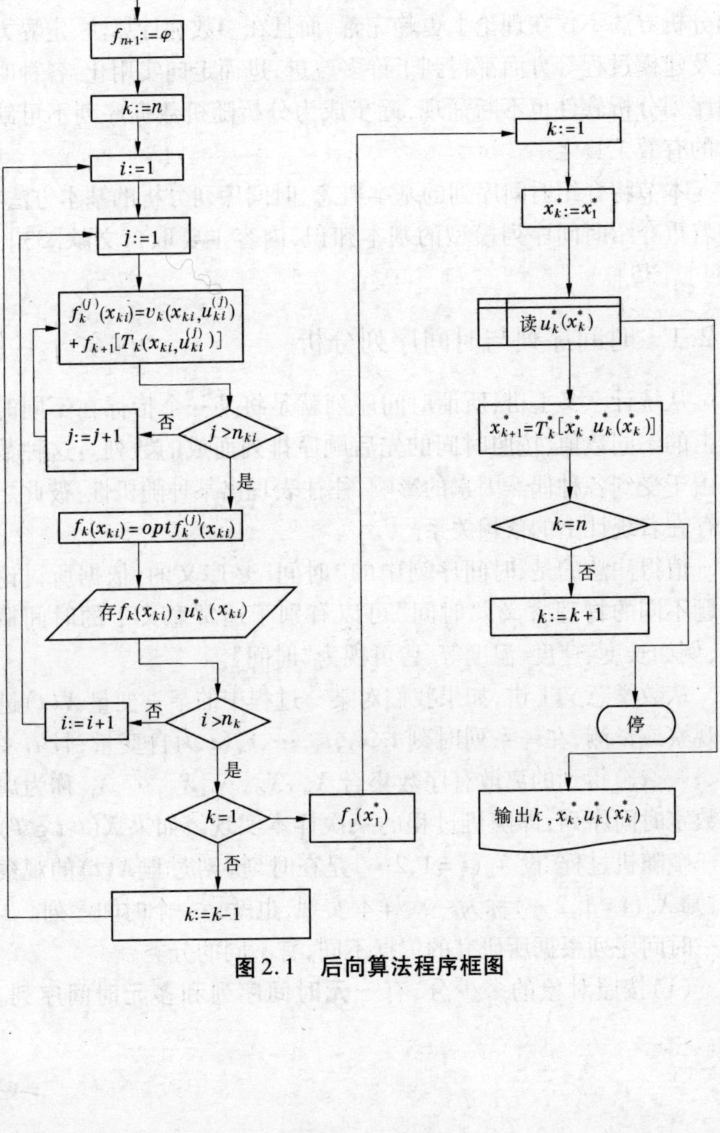

图 2.1　后向算法程序框图

到20世纪70年代以后,随着信号处理技术的发展,时间序列分析方法不仅在理论上更趋完善,而且在参数估计算法、定界方法及建模过程等方面都得到了许多改进,进而走向实用化,各种时间序列分析软件也不断涌现,逐步成为分析随机数据序列不可缺少的有效工具之一。

本节将介绍时间序列的基本概念、时间序列分析的基本方法,并着重介绍时间序列模型的基本知识,内容主要取自文献[33]、[34]、[35]。

2.2.1 时间序列与时间序列分析

从统计意义上讲,所谓时间序列就是将某一个指标在不同时间上的不同数值,按照时间的先后顺序排列而成的数列。这种数列由于受到各种偶然因素的影响,往往表现出某种随机性,彼此之间存在着统计上的依赖关系。

值得注意的是,时间序列中的"时间"是广义的,依据所讨论问题不同的物理含义,"时间"可以有别于通常意义下的时间概念,例如长度、速度、温度等,皆可视为"时间"。

从数学意义上讲,如果我们对某一过程中的某一变量 $X(t)$ 进行观察或量测,在一系列时刻 $t_1, t_2, t_3, \cdots, t_N$($t$ 为自变量,且 $t_1 < t_2 < \cdots < t_N$)得到的离散有序数集合 $X_{t1}, X_{t2}, \cdots, X_{ti}, \cdots, X_{tN}$ 称为离散数字时间序列,即随机过程的一次样本实现。如果 $X(t: t \in T)$ 是一个随机过程,设 $X_{ti}(i = 1, 2\cdots)$ 是在时刻 i 对过程 $X(t)$ 的观察值,则 $X_{ti}(i = 1, 2\cdots)$ 称为一次样本实现,也就是一个时间序列。

时间序列根据所研究的依据不同,有不同的分类。

(1)按照对象的多少分,有**一元时间序列**和**多元时间序列**。

如果对应每个时刻 t 有多个变量，则这种序列为多元时间序列。多元时间序列不仅描述了各个变量的变化规律，而且揭示了各变量之间相互依存关系的动态规律。

(2)按时间的连续性分，有**离散时间序列**和**连续时间序列**。如果某一序列中的每一个序列值所对应的时间参数为间断点，则该序列就是一个离散时间序列；如果某一序列中的每个序列值所对应的时间参数为连续函数，则该序列就是一个连续时间序列。我们主要研究离散时间序列，并用 X_t 表示。对于连续时间序列，可通过等间隔采样，使之转化为离散时间序列后进行研究。

(3)按序列的统计特性分，有**平稳时间序列**和**非平稳时间序列**两类。如果一个时间序列的概率分布与时间 t 无关，则称该序列为严格的(狭义的)平稳时间序列。如果序列的一、二阶矩存在，而且对任意时刻 t 满足：均值为常数，协方差为时间间隔 τ 的函数，则称该序列为宽平稳时间序列(广义平稳时间序列)。反之，不具有平稳性，即序列均值和协方差与时间有关的序列称之为非平稳时间序列。

(4)按序列的分布规律来分，有**高斯型(Gaussian)时间序列**和**非高斯型(Non - Gaussian)时间序列**。服从高斯分布(正态分布)的时间序列叫做高斯型时间序列，否则叫做非高斯型时间序列。

时间序列是系统历史行为的客观记录，它包含了系统动态特征的全部信息。人们可以通过研究时间序列中数值上的统计相关关系，来揭示相应系统的动态结构特征，及其发展变化规律。

2.2.2　时间序列模型

本节内容是讨论时间序列模型，它是描述时间序列统计特性的一种常见方法。在数学上即是用随机差分方程来表示时间序列模型的结构。方程在时域上的解,就是时间序列的自相关特性,而在频域上的解,就是时间序列的功率普特征。

首先,时间序列的模型种类很多,我们这里仅介绍平稳时间序列。这里讲的平稳是指宽平稳,其特性是序列的统计特性,不随时间的平移而变化,即均值和协方差不随时间的平移而变化。

另外,建立时间序列模型的出发点是以统计独立的白噪声作为输入激励源。它是通过一个线性的动态系统输出所得到的时间序列模型,而该动态系统的传递函数由描述该时间序列的随机差分方程及其动态特征来确定。因此,这里所介绍的时间序列模型,称为线性平稳模型。它是以线性随机差分方程为基本特征的,以白噪声 a_t 作为激励源,其随机过程可以表示为:

$$\widetilde{Z}_t = a_t + \psi_1 a_{t-1} + \psi_2 a_{t-2} + \cdots = a_t + \sum_{j=1}^{\infty} \psi_j a_{t-j} \qquad (2.3)$$

其中,$\widetilde{Z}_t = Z_t - \mu$ 是偏离均值 μ 的随机变量,这里假定过程是平稳的。

由式(2.3)可见,它是白噪声过程的过去值 a_{t-j} 和现在值 a_t 的加权和,这个模型称为线性平稳模型。

可采用后向移位算子 B,它的定义为:

$$BZ_t = Z_{t-1},\ B^j Z_t = Z_{t-j}$$

因此,式(2.3)可以写成算子形式:

$$\widetilde{Z}_t = [1 + \sum_{j=1}^{\infty} \psi_j B^j] a_t$$

或

$$\widetilde{Z}_t = \psi(B) a_t \qquad (2.4)$$

其中

$$\psi(B) = 1 + \sum_{j=1}^{\infty} \psi_j B^j$$

这里假定 $\psi_0 = 1$。

我们可以称 $\psi(B)$ 为 a_t 通过线性滤波器形成时间序列模型 $\tilde{Z}_t$ 的转移函数，或简称为以 ψ_j 为加权系数的生成函数。

线性平稳模型的另外一种表达式为：

$$\tilde{Z}_t = \pi_1 \tilde{Z}_{t-1} + \pi_2 \tilde{Z}_{t-2} + \cdots + a_t = \sum_{j=1}^{\infty} \pi_j \tilde{Z}_{t-j} + a_t \quad (2.5)$$

该表达式是以过去的过程 $\tilde{Z}_{t-1}, \tilde{Z}_{t-2}\cdots$再加上白噪声 a_t 所形成的。

采用后向移位算子 B 后，式(2.5)可以写成：

$$[1 - \sum_{j=1}^{\infty} \pi_j B^j] \tilde{Z}_t = a_t$$

或

$$\pi(B) \tilde{Z}_t = a_t \quad (2.6)$$

显然，表达式(2.6)与表达式(2.4)构成对偶关系。

表达式(2.4)表明，一个时间序列 $\tilde{Z}_t$ 可以认为是由一个统计独立的白噪声序列$\{a_t\}$，通过一个线性滤波器 $\psi(B)$ 所产生的输出序列。从理论上讲，加权序列 $\psi_1, \psi_2\cdots$可以是有限的，也可以是无限的。

如果加权序列 $\psi_1, \psi_2\cdots$是有限的，或者虽是无限但是收敛的，则这个滤波器就是稳定的，并且输出的时间序列$\{\tilde{Z}_t\}$是平稳的；否则，$\{\tilde{Z}_t\}$就是非平稳的。

表达式(2. 3)和表达式(2. 5)在理论上都属于一般的线性平稳模型,它们分别包含有无限个参数 ψ_j 和 π_j,但这是不现实的。因此,具有有限个加权系数的时间序列模型,在实际应用中更为广泛。

第 3 章　生物调控过程的优化算法

3.1　问题描述

在过去的几十年中,现代系统控制领域取得了丰富的理论成果,出现了许多有关复杂系统控制与优化方法,并得到了长足发展。在这样的背景下,一些系统控制与优化的理论成果被广泛应用于航天工程、生物医学等领域,形成一种综合性的系统描述、控制与优化方法,为研究这些实际系统与实际问题提供了重要的理论依据和理论基础。

近几年来,人们对生物调控技术越来越感兴趣。生物调控就是将控制论的思想和方法用以研究生物系统的控制调节和信息处理。具体地说,生物调控就是着重从动态系统的角度,用定量和定性的方法来阐明生物系统的演化机理。通过建立描述各种生物系统的控制和信息处理过程的繁简不同的数学模型,进行分析或系统仿真,是研究生物调控的主要方法。解决生物医学中的实际问题是生物调控技术的重要应用范围。例如,应用最优控制理论,确定药物和放射疗法的最优方案等。

在肿瘤的医学临床治疗过程中,生物影像技术的发展尤为关键。一方面,人们通过生物影像技术,观察肿瘤细胞的增生情况,并掌握肿瘤细胞生化功能的转变;另一方面,只有恰当处理实时得到的生物影像信息,包括图像反馈、数据估计等,才能更好地依据这些信息,制定相应的肿瘤放射治疗方案。而随着生物影像技术的高速发展,许多系统控制、系统优化的理论成果,得以广泛应用于肿瘤放射治疗的医学实践之中[4,13,16,23]。肿瘤放射治疗的优化方案为优化肿瘤放射治疗效果提供了崭新的思路和方法,如D. Yan, D. Lockman等在文献[6]、[7]、[8]中引入的图像引导自适应放射疗法(IGART)。

将现代控制理论、生物影像技术以及其他先进的信息测量技术相结合,应用于医学临床实践,这将是未来肿瘤放射治疗的发展方向。

通常的,在癌症病人肿瘤放射治疗过程开始前(或开始之初),通常采用传统的标准治疗方案(治疗计划):(2Gy × 35 天),即将整个过程分为 35 个阶段,每个阶段的放射剂量相同,$\{d_k = 2 \mid k = 1, \cdots, 35\}$。而临床医学研究表明,癌症病人肿瘤细胞的生物特征,比如,乏氧细胞在治疗过程中所占癌症细胞的百分比,在放射治疗过程中是随时间而波动的,并且波动方式因人而异[4,13,16,20]。这种生物特征的时变性,是癌症细胞对放射剂量,以及病人人体组织环境等综合性因素的集中反应,它迫使人们必须对治疗前(或治疗初)所制订的肿瘤放射治疗计划做出修改。

肿瘤的生物影像,特别是肿瘤放射治疗过程中得到的生物影像,有助于人们更深入地了解肿瘤细胞,及其生物特性变化的动力学特性。譬如,在肿瘤的放射治疗过程中,观察、研究肿瘤增生细胞及乏氧细胞的发展变化,依据其变化波动的动力学特征,在肿瘤放射治疗的临床实践中,制定肿瘤放射治疗的优化方案,优化肿瘤放射的治疗效果。总的来说,人们就是通过实时反馈的生物影像,观察、估计、设计并优化治疗方案的。

D. Yan 等在文献[6]中提出，根据生物影像反馈，来制定肿瘤放射治疗的优化方案，分别采用两个动力学方程，描述了肿瘤中增生细胞和乏氧细胞随时间的演化过程。其中的参数，是通过当代最先进的核医学显像技术——PET（Positron Emission Tomography），即正电子发射断层显像技术，试验估计出来的[19-22]。

3.2　系统建模

如上所述，人们希望运用系统控制的理论和方法，优化整个肿瘤放射治疗过程，以达到优化治疗效果的目标。

为此，首先引入肿瘤放射治疗过程的数学模型[20]。

在这个模型中，有两个状态变量：hf_t——在 t 时刻肿瘤的乏氧部分，指在 t 时刻，肿瘤中乏氧细胞所占整体肿瘤细胞的百分比；gf_t——在 t 时刻肿瘤的增生部分，指在 t 时刻，肿瘤中增生细胞所占整体肿瘤细胞的百分比。在整个放射治疗过程中，hf_t 与 gf_t 都随时间波动。

其次，把一个实际问题化为能够用动态规划的方法来求解，即根据实际问题的特点把它构造成动态规划的数学模型。

该实际问题至少应具备如下两个特点。

第一，实际问题能够恰当地被划分成为若干个阶段。对过程的划分一般是根据时间和空间的自然特征，因为这便于将问题的过程转化为多阶段决策过程。

第二，状态变量所描述的演化过程满足无后效性。

于是，提出以下几点假设。

(1)我们将这个肿瘤放射治疗过程分为 N 个阶段。用 hf_k 和 $gf_k(k=1,2,\cdots,N)$ 分别表示第 k 阶段肿瘤中的乏氧部分与增生部分。

(2)在每个阶段,当实施一定剂量的放射治疗之后,针对该剂量,两种肿瘤细胞——乏氧细胞与增生细胞,以及整体肿瘤细胞的存活比率,分别用 $SF_{hyp}(d_k)$, $SF_{ox}(d_k)$, $SF(d_k)$ 表示,它们的具体数量关系为:

$$SF_{hyp}(d_k) = e^{(-\alpha_{hyp}\cdot d_k-\beta_{hyp}\cdot d_k^2)}$$

$$SF_{ox}(d_k) = e^{(-\alpha_{ox}\cdot d_k-\beta_{ox}\cdot d_k^2)}$$

$$SF(d_k) = hf_k\cdot SF_{hyp}(d_k) + (1-hf_k)\cdot SF_{ox}(d_k) + \frac{2\cdot\Delta t_k\cdot\ln(1+gf_k)}{\ln2\cdot T_c}, k=1,2,\cdots,N$$

这里,T_c 表示细胞增生一倍的平均周期; d_k 表示治疗第 k 阶段所放射的剂量大小;Δt_k 表示治疗从第 k 阶段到第$(k+1)$阶段的时间间隔。

本书中,我们设定 T_c 为常值, $\Delta t_k=1$ 天。

(3)癌症细胞的乏氧部分与增生部分是随时间而波动变化的,是癌症细胞对放射剂量,以及病人人体组织环境等综合性因素的集中反应,这种波动变化规律可以用下面的递归关系来描述:

$$\left.\begin{aligned} hf_{k+1} &= hf_k\cdot\frac{SF_{hyp}(d_k)}{SF(d_k, hf_k, gf_k)}\cdot e^{\frac{-d_k}{R_h}} \\ gf_{k+1} &= gf_k\cdot\frac{SF_{ox}(d_k)}{SF(d_k, hf_k, gf_k)}\cdot e^{\frac{d_k}{R_g}}, k=1,2,\cdots,N \end{aligned}\right\} \quad (3.1)$$

其中, R_h 表示治疗过程中,肿瘤细胞再次被氧化率;R_g 表示治疗过程中,肿瘤细胞再次增生率。这里, R_h 和 R_g 均被假设为常值。

在肿瘤的临床放射治疗中,治疗的阶段总数(即总次数)与每阶段的放射剂量并不一定都需要固定,特别是,治疗的阶段总数,它可以作为一个重要参数,优化整个放射治疗的效果。在本书中,治疗的阶段总数和每个阶段所放射的剂量都是可以控制的。因此,在对整个治疗过程的建模中,阶段总数 N,以及每次的剂量大小 $\{d_k | k = 1, 2, \cdots, N\}$ 均视为控制变量。

此外,我们假设,肿瘤乏氧部分与增生部分,在治疗最初阶段的数值,已经测得其后的波动演化规律依照递归关系式(3.1)进行。

每类细胞均有自己的演化过程,而调控则是通过放射来进行的。注意到,放射对所有细胞均有杀伤作用,而我们的目的是尽可能少地减少其对正常细胞的杀伤和增强其对肿瘤细胞的抑制。

下面指标函数取为:

$$J(hf_1, gf_1) = \min_{\{d_k, N\}} \sum_{k=1}^{N} v_k(hf_k, gf_k, d_k) = \min_{\{d_k, N\}} \sum_{k=1}^{N} \log SF(hf_k, gf_k, d_k) \tag{3.2}$$

而约束条件为:

$$\sum_{k=1}^{N} d_k \cdot \left(1 + \frac{d_k}{3}\right) \leqslant 117 \tag{3.3}$$

指标函数式(3.2)表示整个治疗过程需要将总体肿瘤细胞的存活率最小化,而所受的约束条件式(3.3)则表示,这个治疗方案对正常组织细胞的伤害不能比传统的标准治疗方案对正常组织细胞的伤害大。

下面,我们将借助动态规划方法[15]来求解这个带约束的极小化问题。

3.3　基于动态规划原理的优化算法

为了优化这个带有不等式约束(3.3)的极小化问题(3.2)，首先，我们引入 Lagrange 乘子 $\lambda \geqslant 0$[15]，那么，这个带约束的极小化问题即转化为无约束的极小化问题(3.4)：

$$\begin{aligned} J'(hf_1,\ gf_1) &= \min_{\{d_k,\lambda\}} \sum_{k=1}^{N} v'_k((hf_k,\ gf_k,\ d_k,\lambda) \\ &= \min_{\{d_k,\lambda\}} \Big\{ \sum_{k=1}^{N} \log SF(hf_k,\ gf_k,\ d_k) \\ &\quad + \lambda \cdot \Big[\sum_{k=1}^{N} d_k \cdot (1 + \frac{d_k}{3}) - 117 \Big] \Big\} \end{aligned} \tag{3.4}$$

记最优值函数为：

$$\begin{aligned} f_k(hf_k, gf_k) &= \min_{\{d_i,\lambda\}} \sum_{i=k}^{N} v'_i(hf_i,\ gf_i,\ d_i,\lambda) \\ &= \min_{\{d_i,\lambda\}} \Big\{ \sum_{i=k}^{N} \log SF(hf_i,\ gf_i,\ d_i) \\ &\quad + \lambda \cdot \sum_{i=k}^{N} \Big[d_i \cdot (1 + \frac{d_i}{3}) - \frac{117}{N} \Big] \Big\} \end{aligned} \tag{3.5}$$

基于动态规划理论中的“最优性原理”[15]，我们得到：

$$\begin{aligned} f_k(hf_k,\ gf_k) &= \min_{d_k,\lambda} \{ v'_k(hf_k,\ gf_k,\ d_k,\lambda) + f_{k+1}(hf_{k+1},\ gf_{k+1}) \} \\ &= \min_{\{d_k,\lambda\}} \{ \log SF(hf_k,\ gf_k, d_k) \\ &\quad + \lambda \cdot \Big[d_k \cdot \Big(1 + \frac{d_k}{3}\Big) - \frac{117}{N} \Big] \end{aligned}$$

$$+f_{k+1}(hf_{k+1},\ gf_{k+1})\}\quad k=1,2,\cdots,N$$

$$f_{N+1}(hf_{N+1},\ gf_{N+1},\lambda)=0 \tag{3.6}$$

由此,通过从后向前的后向算法及式(3.6),求解得到最优剂量为:

$$\{d_k^*=d_k^*(hf_k,\ gf_k,\lambda)\mid k=1,2,\cdots,N\}$$

具体的优化算法如下。

Step 0:给定计算允许误差 $\epsilon>0,\gamma>0$,给定步长为 $\delta>0$。置 $k=1$,置 $N=1$。

Step 1:令 $\lambda_k=\delta\cdot(k-1)$。

Step 2:从 $i=1$ 开始,计算 $d_i^{*(k)}=d_i^{*(k)}(hf_i,\ gf_i,\lambda_k)$。

Step 3:若 $d_i^{*(k)}\leqslant 0$,置 $k:=k+1$,并返回 Step 1。

若 $d_i^{*(k)}\geqslant 0,i<N$,通过递归关系式(3.1),计算 hf_{i+1}^{*k}, gf_{i+1}^{*k},以及该阶段指标函数值(3.2)$v_i^{(k)}(hf_i,gf_i,\ d_i^{*(k)},\lambda_k)$。然后,置 $i:=i+1$, 返回 Step 2。

若 $d_i^{*(k)}\geqslant 0$, $i=N$,计算该阶段指标函数值(3.2)$v_i^{(k)}(hf_i,gf_i,d_i^{*(k)},\lambda_k)$。

Step 4:若对所有 $i=1,2,\cdots,N$,均有 $d_i^{*(k)}\geqslant 0$,并且满足:

$$0\leqslant 117-\sum_{k=1}^{N}d_i^{*(k)}\cdot\left(1+\frac{d_i^{*(k)}}{3}\right)\leqslant\epsilon$$

则计算价值函数:$J^N=\sum_{i=1}^{N}v_i^{(k)}(hf_i,\ gf_i,\ d_i^{*(k)},\lambda_k)$

否则, 置 $k:=k+1$,并返回 Step 1。

Step 5:比较 J^N 与 J^{N-1}, 设 $J^0=0$。

若 $J^N\geqslant J^{N-1}$ 或 $J^{N-1}-J^N\leqslant\gamma$, 则停止计算,$N-1$ 就是最优的放射治疗总阶段数。

否则，置 $N:=N+1$，并返回 Step 1。

这样就实现了整个肿瘤放射治疗过程的优化。

一旦我们获得了必要的数据，如 hf_1,gf_1,T_c,R_g,R_h 等，即可通过这个优化算法，得到这个带约束(3.3)极小化问题(3.1)的最优解。

3.4　主要结果

在本节中，我们将运用本书给出的基于动态规划的优化算法，通过数值仿真结果，直观地表明该优化算法的有效性。与之相对比的，是通常采用传统的标准治疗方案(治疗计划)：(2Gy × 35 天)，即将整个过程分为 35 个阶段，每个阶段的放射剂量相同，$\{d_k=2\mid k=1,2,\cdots,35\}$。

如上两节所述，一旦确定参数 hf_1,gf_1,T_c,R_h,R_g 的数值，可以通过基于动态规划的优化算法，得到其数值的最优解。根据医学临床研究，模型中肿瘤乏氧部分初始的取值范围是：$hf_1\in[3\%,5\%]$，而肿瘤增生部分初始的取值范围是：$gf_1\in[5\%,80\%]$，肿瘤细胞增生一倍的平均周期 T_c(单位：天)的取值范围是：[1,5.5]。另外，在治疗过程中，肿瘤细胞再次被氧化率 $R_h\in[3,30]$；而治疗过程中，肿瘤细胞再次增生率 $R_g\in[-5,5]$。

特别的，肿瘤细胞再次被氧化率 R_h 和肿瘤细胞再次增生率 R_g，是与肿瘤毗邻的组织，以及肿瘤细胞微环境等众多因素相关的，在实际治疗过程中也会发生变化，但由于其具体演化规律尚不清楚，故在本书中，我们取 R_h 与 R_g 均为常数。

在这一部分，前两小节分别考虑了优化结果随初始状态 hf_1,gf_1 的变化。第三小节集中分析了肿瘤细胞增生一倍的平均周期 T_c，对整个治疗目标函数的影响。最后一小节讨论肿瘤乏氧细胞再次被氧化率 R_h 与肿瘤细胞再次增生率 R_g 对整个治疗目标函数的影响。

3.4.1　肿瘤乏氧部分的初始值对治疗效果的影响

这一部分,我们讨论肿瘤中乏氧部分的初始值对整个治疗目标函数的影响。在以下的数值仿真中,肿瘤细胞增生一倍的平均周期 $T_c=2.5$,肿瘤细胞再次被氧化率 $R_h=10$,肿瘤细胞再次增生率 $R_g=3$。

图3.1表示的是两种治疗方案——传统方案与优化方案,目标函数值与乏氧部分初值(J v.s. hf_1)的比较,显然,在肿瘤增生部分较小时,随着肿瘤乏氧部分的增大优化方案总是优于传统方案。不难看出,当肿瘤的增生部分较小,$gf_1=3\%$时,传统方案对于肿瘤乏氧部分的初始值并不敏感,表现稳定,即传统方案对于肿瘤增生部分小的病人来说,效果差别不大。优化方案则不同,目标函数值随肿瘤乏氧部分的初始值变化明显。特别是,在乏氧部分的初始值较小时,$hf_1=5\%$,与传统方案相比,目标函数优化了20.6%,相应的治疗总阶段数为19次。

另外,随着肿瘤乏氧部分的初始值不断增大,传统方案与优化方案的差距越来越小(如图3.2所示),换句话说,随着肿瘤乏氧部分初始值的不断增大,传统方案越来越接近于优化方案。从这个角度来看,对于乏氧部分大、增生部分小的肿瘤,传统方案治疗效果要优于乏氧部分小、增生部分大的肿瘤。而对于乏氧部分小、增生部分大的肿瘤,优化方案的优势则比较明显。

表3.1列出了图3.1和图3.2的具体数据。

图3.3和图3.4是两个具体实例,分别代表在治疗初期,肿瘤

增生部分较小时，两种典型的剂量设计方案。

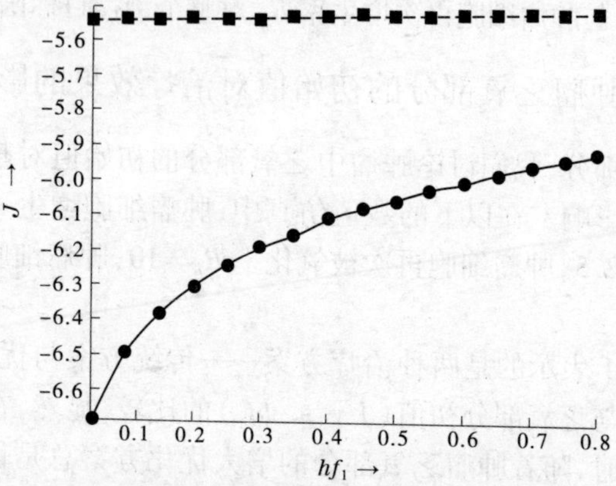

图 3.1　两种治疗方案——传统方案与优化方案，目标函数值与乏氧部分初值(J v.s. hf_1)的比较

注：黑点表示优化方案中的目标函数值，方块表示传统方案中的目标函数值。其中，$gf_1=3\%$，$T_c=2.5$，$R_h=10$，$R_g=3$。

表 3.1　传统方案与优化方案的比较($gf_1=3\%$，$T_c=2.5$，$R_h=10$，$R_g=3$)

乏氧部分初始值 hf_1	0.05	0.1	0.15	0.2	0.25	0.3	0.35	0.4
标准疗法目标函数值	-5.546	-5.543	-5.540	-5.537	-5.534	-5.532	-5.529	-5.526
优化疗法目标函数值	-6.690	-6.495	-6.383	-6.305	-6.244	-6.189	-6.155	-6.105
优化百分比(%)	20.6	17.2	15.2	13.9	12.8	11.9	11.3	10.4
优化的阶段总数	19	21	22	22	23	22	23	24
乏氧部分初始值 hf_1	0.45	0.5	0.55	0.6	0.65	0.7	0.75	0.8
标准疗法目标函数值	-5.523	-5.520	-5.518	-5.515	-5.512	-5.510	-5.507	-5.504
优化疗法目标函数值	-6.075	-6.053	-6.016	-6.001	-5.972	-5.952	-5.931	-5.911
优化百分比(%)	9.99	9.64	9.03	8.82	8.35	8.03	7.70	7.39
优化的阶段总数	24	24	24	24	25	25	24	26

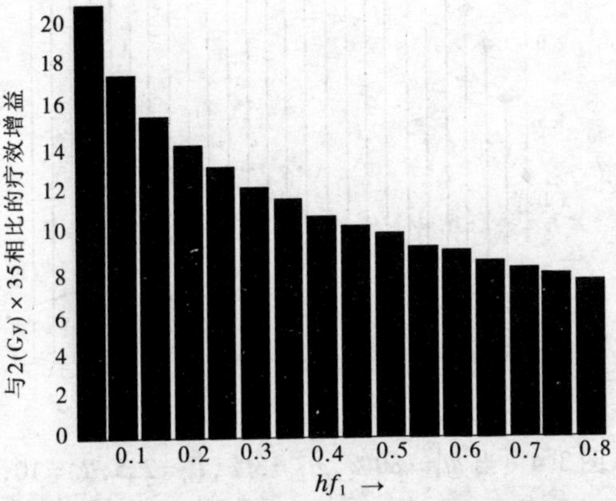

图3.2　优化方案相对于传统方案优化百分比的直方图

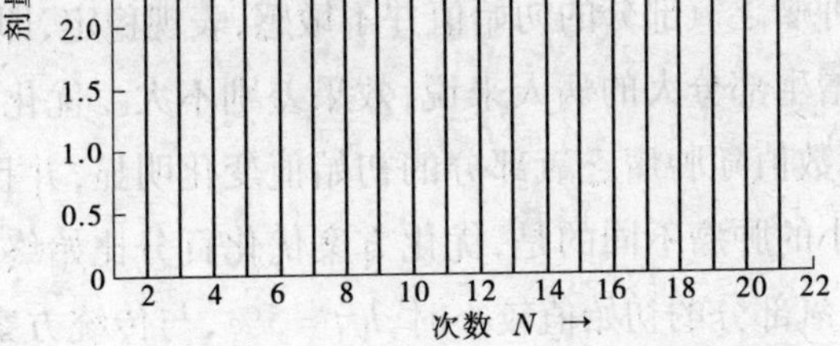

图3.3　当 $hf_1=10\%$，$gf_1=3\%$，$T_c=2.5$，$R_h=10$，$R_g=3$ 时，优化方案中的具体放射剂量设计

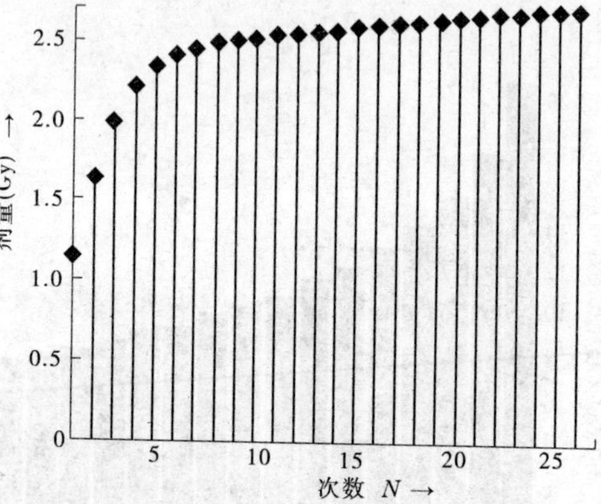

图 3.4　当 $hf_1 = 80\%$, $gf_1 = 3\%$, $T_c = 2.5$, $R_h = 10$, $R_g = 3$ 时，优化方案中的具体放射剂量设计

图 3.5 表示的是两种治疗方案——传统方案与优化方案，目标函数值与乏氧部分初值（J v.s. hf_1）的比较。类似的，在肿瘤的增生部分较大时，随着肿瘤乏氧部分的增大，优化方案也总是优于传统方案。不难看出，当肿瘤的增生部分较大，$gf_1 = 50\%$ 时，传统方案对于肿瘤乏氧部分的初始值并不敏感，表现稳定，即传统方案对于肿瘤增生部分大的病人来说，效果差别不大。优化方案则不同，目标函数值随肿瘤乏氧部分的初始值变化明显，并且，与肿瘤增生部分小的肿瘤不同的是，优化方案优化百分比始终较大。特别是，在乏氧部分的初始值较小时，$hf_1 = 5\%$，与传统方案相比，目标函数优化了 42.2%，相应的治疗总阶段数为 14 次。

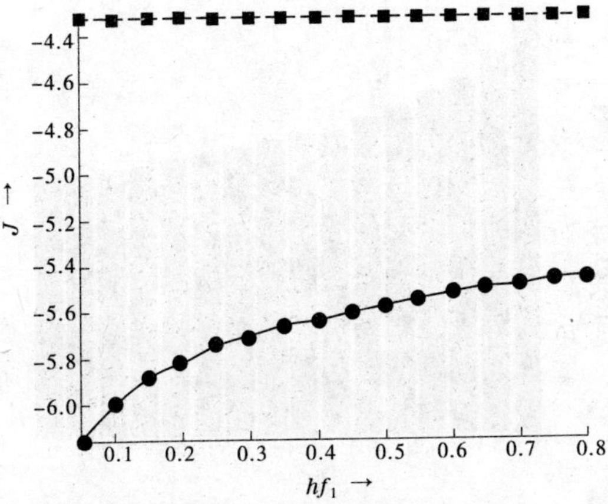

图 3.5　两种治疗方案——传统方案与优化方案，目标函数值与乏氧部分初值（J v.s. hf_1）的比较

注：黑点表示优化方案中的目标函数值，方块表示传统方案中的目标函数值。

其中，$gf_1=50\%$，$T_c=2.5$，$R_h=10$，$R_g=3$。

虽然，随着肿瘤乏氧部分的初始值不断增大，传统方案与优化方案的差距也是越来越小的（如图 3.6 所示），但是，由于肿瘤增生部分初始值较大，即使肿瘤乏氧部分较大，$hf_1\geqslant 50\%$，这种加速治疗方案（治疗总次数较少），仍然表现良好。这表明，治疗前肿瘤乏氧部分的大小并不是影响肿瘤放射治疗效果的唯一主导因素。

表 3.2 列出了图 3.5 和图 3.6 的具体数据。

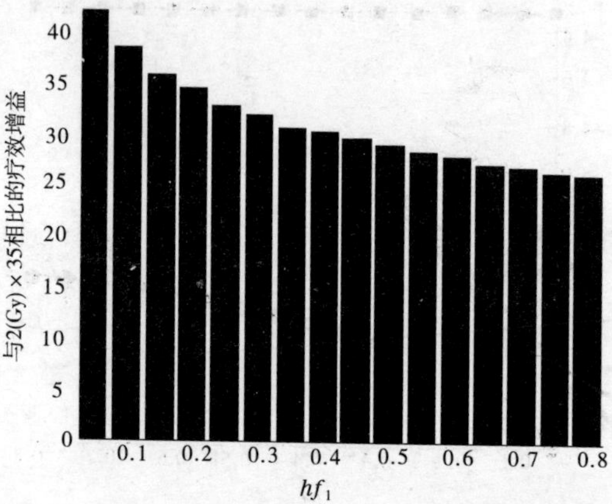

图 3.6 优化方案相对于传统方案优化百分比的直方图

表 3.2 传统方案与优化方案的比较（$gf_1=50\%$，$T_c=2.5$，$R_h=10$，$R_g=3$）

乏氧部分初始值 hf_1	0.05	0.1	0.15	0.2	0.25	0.3	0.35	0.4
标准疗法目标函数值	-4.327	-4.327	-4.327	-4.327	-4.326	-4.326	-4.326	-4.326
优化疗法目标函数值	-6.151	-5.995	-5.877	-5.821	-5.747	-5.709	-5.662	-5.641
优化百分比(%)	42.2	38.5	35.8	34.5	32.8	32.0	30.9	30.4
优化的阶段总数	14	15	15	16	16	17	17	17
乏氧部分初始值 hf_1	0.45	0.5	0.55	0.6	0.65	0.7	0.75	0.8
标准疗法目标函数值	-4.326	-4.326	-4.325	-4.325	-4.325	-4.325	-4.325	-4.324
优化疗法目标函数值	-5.608	-5.579	-5.551	-5.525	-5.500	-5.493	-5.466	-5.459
优化百分比(%)	29.6	29.0	28.3	27.8	27.2	27.0	26.4	26.2
优化的阶段总数	18	18	18	18	18	19	20	20

图 3.7 是一个具体的实例，它表示在治疗初期，肿瘤增生部分较大时，一种典型的剂量设计方案。

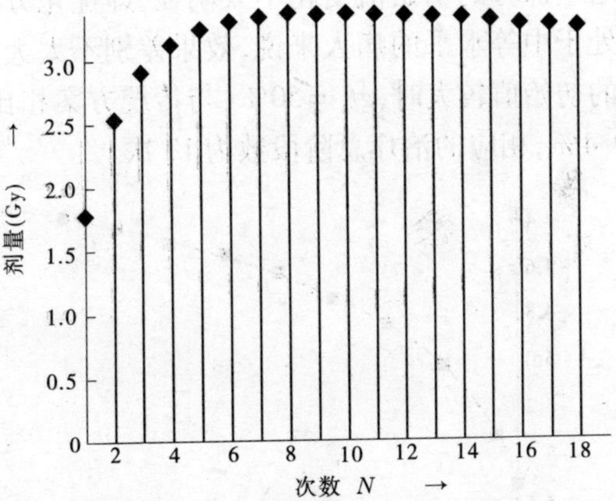

图 3.7　当 $hf_1 = 45\%$，$gf_1 = 50\%$，$T_c = 2.5$，$R_h = 10$，$R_g = 3$ 时，优化方案中的具体放射剂量设计

3.4.2　肿瘤增生部分的初始值对治疗效果的影响

这一部分，我们讨论肿瘤增生部分的初始值对整个治疗目标函数的影响。在以下的数值仿真中，肿瘤细胞增生一倍的平均周期 $T_c = 2.5$，肿瘤细胞再次被氧化率 $R_h = 10$，肿瘤细胞再次增生率 $R_g = 3$。

图 3.8 表示的是两种治疗方案——传统方案与优化方案，目标函数值与增生部分初值（J v.s. gf_1）的比较。与上面的分析方法不同，我们考察当肿瘤的乏氧部分处于中等水平时的情形。随着肿瘤增生部分的增大，优化方案虽然总是优于传统方案。但是，当肿瘤的乏氧部分处于中等水平，$hf_1 = 40\%$ 时，传统方案对于肿瘤增生部分的初始值表现相对敏感。优化方案则不同，目标函数

值随肿瘤增生部分的初始值变化不太明显,即优化方案对于肿瘤乏氧部分处于中等水平的病人来说,效果差别不太大。特别是在增生部分的初始值较大时,$gf_1 = 50\%$,与传统方案相比,目标函数优化了 30.4%,相应的治疗总阶段数为 17 次。

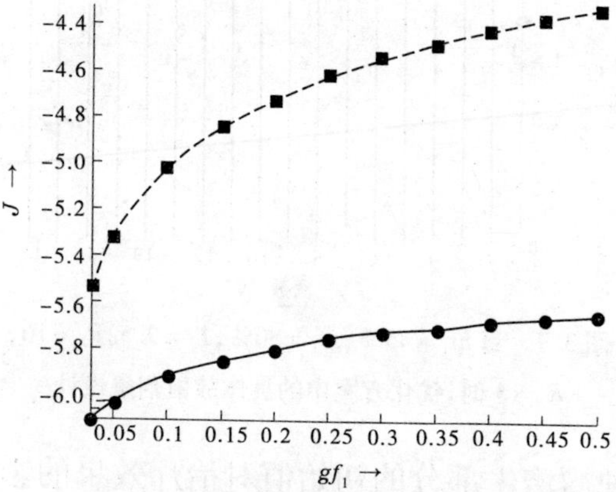

图 3.8　两种治疗方案——传统方案与优化方案,目标函数值与增生部分初值(J v.s. gf_1)的比较

注:黑色点表示优化方案中的目标函数值,方块表示传统方案中的目标函数值。其中,$hf_1 = 40\%$, $T_c = 2.5$, $R_h = 10$, $R_g = 3$。

另外,随着肿瘤增生部分的初始值不断增大,传统方案与优化方案的差距越来越大(如图 3.9 所示),换句话说,随着肿瘤增生部分初始值的不断减小,传统方案越来越接近于优化方案。从这个角度来看,对于增生部分小、乏氧部分处于中等水平的肿瘤,传统方案治疗效果要优于增生部分大的肿瘤。而对于增生部分大、乏氧部分处于中等水平的肿瘤,优化方案的优势则比较明显。

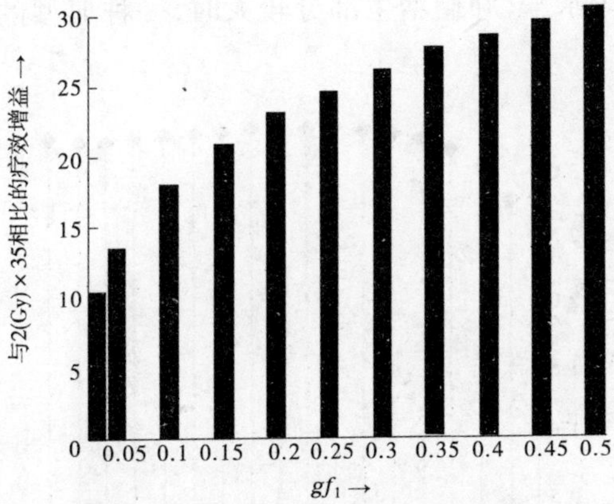

图 3.9　优化方案相对于传统方案优化百分比的直方图

表 3.3 列出了图 3.8 和图 3.9 的具体数据。

表 3.3　传统方案与优化方案的比较（$hf_1=40\%$，$T_c=2.5$，$R_h=10$，$R_g=3$）

增生部分初始值 gf_1	0.03	0.05	0.1	0.15	0.2
标准疗法目标函数值	-5.526	-5.313	-5.019	-4.845	-4.722
优化疗法目标函数值	-6.105	-6.031	-5.917	-5.852	-5.804
优化百分比(%)	10.5	13.5	17.9	20.8	22.9
优化的阶段总数	24	22	20	20	19

增生部分初始值 gf_1	0.25	0.3	0.35	0.4	0.45	0.5
标准疗法目标函数值	-4.625	-4.547	-4.480	-4.422	-4.371	-4.326
优化疗法目标函数值	-5.750	-5.723	-5.708	-5.675	-5.659	-5.641
优化百分比(%)	24.3	25.9	27.4	28.3	29.4	30.4
优化的阶段总数	19	19	18	18	18	17

图3.10是一个具体的实例，它表示在治疗初期，肿瘤的乏氧部分处于中等水平，肿瘤增生部分较大时，一种典型的剂量设计方案。

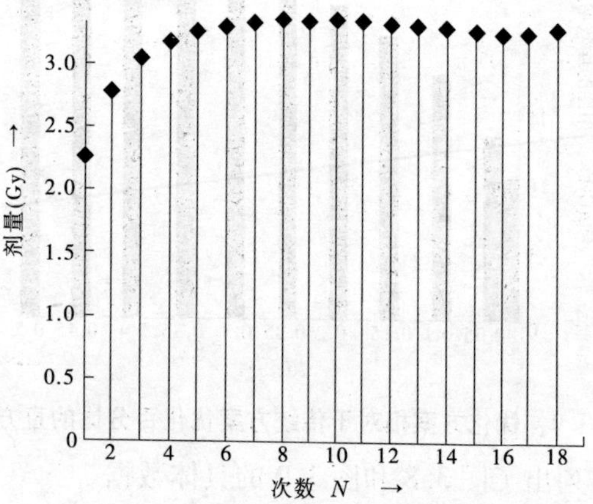

图3.10 当 $hf_1=40\%$，$gf_1=35\%$，$T_c=2.5$，$R_h=10$，$R_g=3$ 时，优化方案中的具体放射剂量设计

3.4.3 肿瘤细胞增生一倍的平均周期对治疗效果的影响

这一部分，我们讨论肿瘤细胞增生一倍的平均周期 T_c 对整个治疗目标函数的影响。在以下的数值仿真中，肿瘤细胞乏氧部分初始值为 $hf_1=20\%$，肿瘤细胞增生部分初始值为 $gf_1=3\%$，肿瘤细胞再次被氧化率 $R_h=10$，肿瘤细胞再次增生率 $R_g=3$。

图3.11表示的是两种治疗方案——传统方案与优化方案，目标函数值与细胞增生一倍的平均周期（J v. s. T_c）的比较，从图3.11中不难看出，随着肿瘤细胞增生一倍的平均周期 T_c 的增大，

优化方案总是优于传统方案。但是,传统方案对于肿瘤细胞增生速度表现相对敏锐,而优化方案对于目标函数值随肿瘤细胞增生速度的变化不太明显。特别是,对于肿瘤细胞增生速度快的肿瘤来说,$T_c = 1$,即使肿瘤细胞增生部分初始值较小,$gf_1 = 3\%$,与传统方案相比,目标函数优化了 20.5%,相应的治疗总阶段数为 20 次。

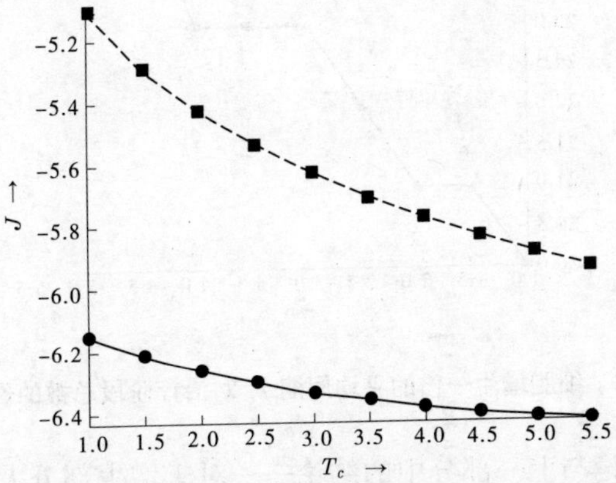

图 3.11　两种治疗方案——传统方案与优化方案,目标函数值与细胞增生一倍的平均周期(J v. s. T_c)的比较

注: 黑点表示优化方案中的目标函数值,方块表示传统方案中的目标函数值。其中,$hf_1 = 20\%$,$gf_1 = 3\%$,$R_h = 10$,$R_g = 3$。

另外,随着肿瘤细胞增生速度不断减慢,传统方案与优化方案的差距越来越小(如图 3.12 所示),换句话说,在肿瘤增生细胞增生速度不断减慢时,传统方案越来越接近于优化方案。从这个角度来看,对于肿瘤细胞增生速度慢的肿瘤,传统方案治疗效果要优于增生速度快的肿瘤。而对于肿瘤细胞增生速度快的肿瘤,即使肿瘤细胞增生部分初始值比较小，$gf_1=3\%$，优化方案较传统方案治疗效果的优势仍然比较明显。

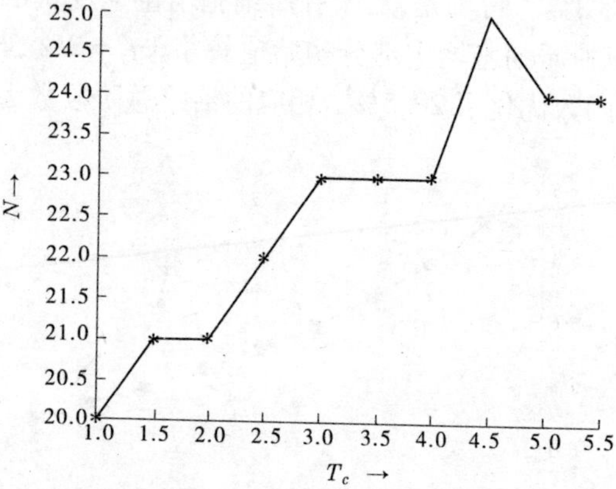

图 3.12　细胞增生一倍的平均周期 T_c 对治疗阶段总数的影响

这一结论与上一部分中的结论——对于增生部分大、乏氧部分处于中等水平的肿瘤，优化方案的优势则比较明显，均表示：优化方案对于肿瘤细胞增生活动活跃的肿瘤，治疗效果的优势更为明显。

图 3.13 是一个具体的实例，它表示在治疗初期，肿瘤细胞增生速度较慢时，一种典型的剂量设计方案。

3.4.4　肿瘤细胞再次氧化率与再次增生率对治疗效果的影响

这一部分，我们来讨论肿瘤乏氧细胞再次被氧化率 R_h 与肿瘤

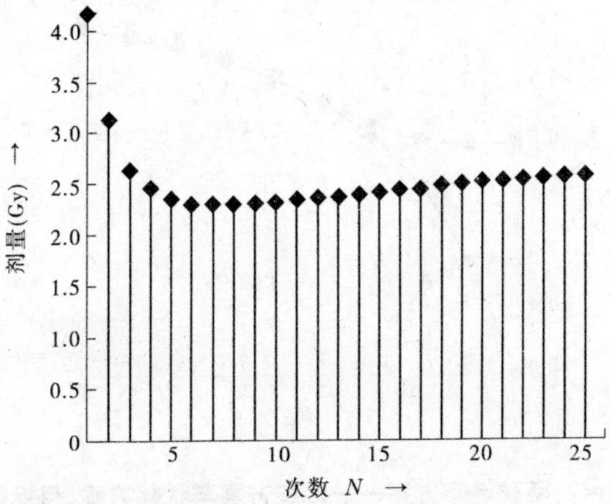

图 3.13　当 $hf_1=20\%$，$gf_1=3\%$，$T_c=4.5$，$R_h=10$，$R_g=3$ 时，优化方案中的具体放射剂量设计

细胞再次增生率 R_g 对整个治疗目标函数的影响。在以下的数值仿真中，肿瘤细胞乏氧部分初始值为 $hf_1=40\%$，肿瘤细胞增生部分初始值为 $gf_1=25\%$，细胞增生一倍的平均周期 $T_c=3$。

图 3.14 表示的是两种治疗方案——传统方案与优化方案，目标函数值与肿瘤细胞再次氧化率（J v. s. R_h）的比较。从图 3.14 中不难看出，随着肿瘤细胞再次氧化率 R_h 的增大，优化方案总是优于传统方案。但是，优化方案对于肿瘤细胞再次氧化率表现更为敏感。特别是，当肿瘤细胞再次氧化率较小，$R_h=3$ 时，即使肿瘤细胞乏氧部分初始值比较大，$hf_1=40\%$，与传统方案相比，目标函数仍优化了 33.4%，相应的治疗总阶段数为 10 次。

另外，随着肿瘤细胞再次氧化率不断增大，传统方案与优化方

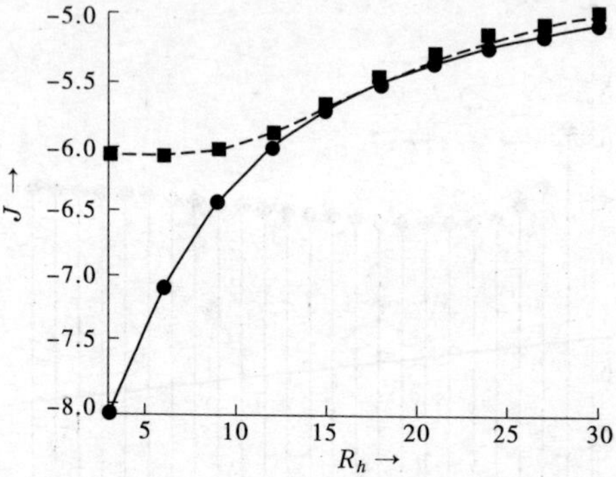

图 3.14　两种治疗方案——传统方案与优化方案，目标函数值与肿瘤细胞再次氧化率（J v.s. R_h）的比较

注：黑点表示优化方案中的目标函数值，方块表示传统方案中的目标函数值。其中，$hf_1 = 40\%$，$gf_1 = 25\%$，$T_c = 3$，$R_g = 3.5$。

案的差距越来越小（如图 3.14 所示），换句话说，在肿瘤细胞再次氧化率不断增大时，传统方案越来越接近于优化方案。从这个角度来看，对于肿瘤细胞再次氧化率比较大的肿瘤，传统方案治疗效果要大大优于肿瘤细胞再次氧化率比较小的肿瘤。而即使肿瘤细胞乏氧部分初始值比较大，$hf_1 = 40\%$，只要其肿瘤细胞再次氧化率比较小，优化方案较传统方案治疗效果的优势仍然比较明显。

表 3.4 列出了图 3.14 的具体数据。

图 3.15 是一个具体的实例，它表示在治疗初期，肿瘤细胞再次氧化率较大时，一种典型的剂量设计方案。

表 3.4　传统方案与优化方案的比较($hf_1=40\%$，$gf_1=25\%$，$T_c=3$，$R_g=3.5$)

肿瘤细胞再次氧化率 R_h	3	6	9	12	15
标准疗法目标函数值	-6.064	-6.063	-6.029	-5.892	-5.687
优化疗法目标函数值	-8.087	-7.104	-6.428	-5.999	-5.710
优化百分比(%)	33.4	17.2	6.6	1.8	0.4
优化的阶段总数	10	18	24	30	33
肿瘤细胞再次氧化率 R_h	18	21	24	27	30
标准疗法目标函数值	-5.484	-5.312	-5.171	-5.055	-4.960
优化疗法目标函数值	-5.500	-5.341	-5.218	-5.118	-5.037
优化百分比(%)	0.3	0.6	0.9	1.2	1.5
优化的阶段总数	36	38	41	43	44

图 3.16 表示的是两种治疗方案——传统方案与优化方案，目标函数值与肿瘤细胞再次增生率(J v.s. R_g)的比较。从图 3.16 中不难看出，随着肿瘤细胞再次增生率 R_g 的增大，优化方案总是优于传统方案。而且，两种方案对于肿瘤细胞再次增生率表现都比较敏感。当肿瘤细胞再次增生率为负数，$R_g<0$ 时，即使肿瘤细胞增生部分初始值比较大，$gf_1=25\%$，与传统方案相比，目标函数仍优化了 12.9%，相应的治疗总阶段数为 68 次。

表 3.5 列出了图 3.16 的具体数据。

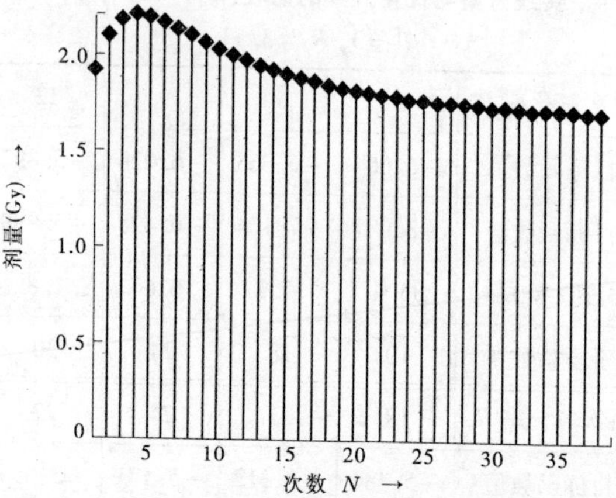

图 3.15　当 $hf_1 = 40\%$，$gf_1 = 25\%$，$T_c = 3$，$R_h = 21$，$R_g = 3$ 时，优化方案中的具体放射剂量设计

表 3.5　传统方案与优化方案的比较

($hf_1 = 40\%$，$gf_1 = 25\%$，$T_c = 3$，$R_h = 10$)

肿瘤细胞再次增生率 R_g	−5	−4	−3	−2	−1	3	4	5
标准疗法目标函数值	−6.897	−6.897	−6.897	−6.897	−6.897	−4.718	−6.658	−6.884
优化疗法目标函数值	−7.481	−7.785	−7.762	−7.482	−7.791	−5.793	−6.672	−7.352
优化百分比	8.5%	12.9%	12.5%	8.5%	13.0%	22.8%	0.2%	6.8%
优化的阶段总数	54	68	67	54	68	20	36	58

图 3.17 是一个具体的实例，它表示在治疗初期，肿瘤细胞再次增生率较大时，一种典型的剂量设计方案。

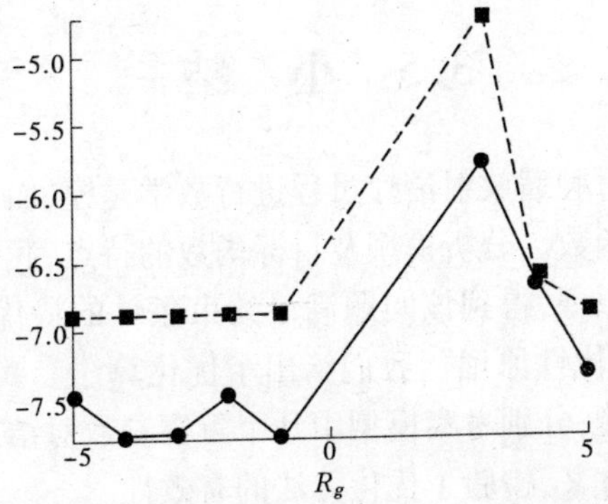

图 3.16　两种治疗方案——传统方案与优化方案，目标函数值与肿瘤细胞再次增生率（J v.s. R_g）的比较

注：黑点表示优化方案中的目标函数值，方块表示传统方案中的目标函数值。其中，$hf_1=40\%$，$gf_1=25\%$，$T_c=3$，$R_g=3.5$。

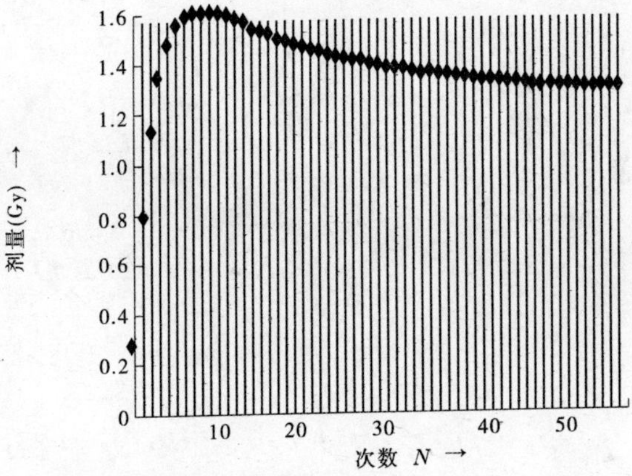

图 3.17　当 $hf_1=40\%$，$gf_1=25\%$，$T_c=3$，$R_h=10$，$R_g=5$ 时，优化方案中的具体放射剂量设计

3.5 小 结

本章首先对肿瘤放射治疗过程进行数学建模,而后,根据临床实际提出目标函数。分析模型及目标函数的特点,我们发现,可以运用动态规划原理,得到该问题满足约束条件的最优控制。基于动态规划的"最优性原理",我们给出了优化算法。我们还进行了相关的仿真试验,分别考察模型中几个重要参数对结果的影响,及其相应的医学含义,检验了优化算法的有效性。

第 4 章　生物调控过程的估计问题

4.1　问题描述

放射治疗是治疗肿瘤的三大手段之一。理想的放疗计划是在给予肿瘤高剂量照射的同时最大限度保护周围正常器官组织。但在放疗实施过程中还有一些问题需要解决,譬如,如何保证被照的范围是计划预定的肿瘤区域,如何保证将处方剂量准确地施加到确定的治疗区域。调强放疗(Intensity Modulated Radiation Therapy,IMRT)被公认为是放射治疗 100 余年历史中的一个革命性进步,图像引导放射治疗(Image Guided Radio Therapy,IGRT)则进一步确保了调强放疗(IMRT)的精确性。

在放射治疗的过程中,人体的各个器官(包括肿瘤组织)都是一直处于不断的运动中的[1,3,4,13,16]。单次放疗中位置不确定因素有:解剖结构移动、变形,正常生理过程如呼吸、心跳、胃肠蠕动等。分次放疗之间位置不确定因素有:肿瘤退缩或进展、形状改变,膀胱等脏器的充盈状态等[1,3,4,16]。此外,每一次治疗时患者的体位都存在一定的变化,这种变化也将导致肿瘤位置的变化。忽视这些变化,将影响到肿瘤实际照射剂量,造成肿瘤欠照和正常组织损伤增加。鉴于上述理由,在治疗中,必须要考虑到肿瘤位置的不确定性及肿瘤的移动,放射范围必须包括肿瘤附近一定范围内的正常组织,确保没有肿瘤组织被漏照或欠照。如果在放疗时能观察到肿瘤位置的变化并进行相应调整,就有可能缩小正常组织受照范围,减少正常组织接受的放射线,减少副作用,提高疗效。

图像引导放射治疗(IGRT)技术具体实现方式有在线校位、自适应放疗、动态跟踪影像引导放疗等,它使用固定装置和成像工具更精确地锁定肿瘤位置,解决一些微小的摆位变化问题,提供治疗计划模拟及在放疗期间解决肿瘤运动的方法,图像引导放射治疗(IGRT)的两个作用是:测量并校正误差和补偿运动。随着放射治疗向高精度方向的发展,图像引导放射治疗(IGRT)将成为一个非常重要的发展方向[7,14,23]。

放射治疗在肿瘤治疗中占有重要地位,但由于在肿瘤放射过程中,人体各个器官(包括肿瘤组织)都是一直处于不断的运动中,因而,肿瘤靶区的精确定位存在一定困难[22]。

为研究器官的运动及形变规律,通常先将器官分割成数万块甚至更多的小块,记录其中心点坐标在治疗过程中的变化,通过各种建模及估计方法,还原器官形变过程,以深入了解、进而预测该类器官的形变及运动规律,为在放射治疗中及时校正并补偿误差,以有效减小受照体积,提供依据。

在本文中,仅以 GTV_1 为例,研究其中心点位置的变化。GTV_1 是指肿瘤的临床灶,为一般的诊断手段能够诊断出的、可见的、具有一定形状和大小的恶性病变的范围,其中包括转移的淋巴结和其他转移的病变。

4.2　方法介绍

这一章，我们已知若干位病人在肿瘤放射治疗过程中，肿瘤中心点位置坐标的实测数据，希望通过时间序列分析的理论和方法，建立时间序列模型，找出这些动态随机数据的统计特性。

目前最常用的时间序列模型有如下三类。

4.2.1　自回归模型

自回归模型（AR 过程）是在式（2.5）内取前面 p 项，即：

$$\tilde{Z}_t = \phi_1 \tilde{Z}_{t-1} + \phi_2 \tilde{Z}_{t-2} + \cdots + \phi_p \tilde{Z}_{t-p} + a_t \tag{4.1}$$

其中包含有 p 个加权系数，故称为 p 阶自回归模型 $AR(p)$。

例如一阶自回归模型为 $AR(1)$，即：

$$\tilde{Z}_t = \phi_1 \tilde{Z}_{t-1} + a_t$$

而二阶自回归模型 $AR(2)$ 为：

$$\tilde{Z}_t = \phi_1 \tilde{Z}_{t-1} + \phi_2 \tilde{Z}_{t-2} + a_t$$

4.2.2　滑动平均模型

滑动平均模型（MA 过程）是在式（2.3）内取前面 q 项，即：

$$\tilde{Z}_t = a_t + \psi_1 \tilde{Z}_{t-1} + \psi_2 \tilde{Z}_{t-2} + \cdots + \psi_q \tilde{Z}_{t-q}$$

其中包含有 q 个加权系数，故称为 q 阶滑动平均模型 $MA(q)$。

例如一阶滑动平均模型为 $MA(1)$，即：

$$\tilde{Z}_t = a_t + \psi_1 \tilde{Z}_{t-1}$$

而二阶滑动平均模型 $MA(2)$ 为：

$$\tilde{Z}_t = a_t + \psi_1 \tilde{Z}_{t-1} + \psi_2 \tilde{Z}_{t-2}$$

4.2.3 自回归滑动平均模型

自回归滑动平均模型（ARMA 过程）可以写成：

$$\tilde{Z}_t = \phi_1 \tilde{Z}_{t-1} + \cdots + \phi_p \tilde{Z}_{t-p} + a_t - \theta_1 a_{t-1} - \cdots - \theta_q a_{t-q}$$

利用后向移位算子，可以写成：

$$\phi(B)\tilde{Z}_t = \theta(B) a_t$$

由于它包含有 p 项自回归模型和 q 项滑动平均模型，因此可以称为 $ARMA(p,q)$ 模型。

例如 $ARMA(1,1)$ 模型为：

$$\tilde{Z}_t - \phi_1 \tilde{Z}_{t-1} = a_t - \theta_1 a_{t-1}$$

实际上，AR 模型和 MA 模型是可以相互转换的。

例如，由 AR 模型式（4.1）可以写成算子形式为：

$$(1 - \phi_1 B - \phi_2 B^2 - \cdots - \phi_p B^p)\tilde{Z}_t = a_t$$

或

$$\phi(B)\tilde{Z}_t = a_t$$

由此可得

$$\tilde{Z}_t = \frac{1}{\phi(B)} a_t = \phi^{-1}(B) a_t$$

它就是通过 $\phi^{-1}(B)$ 转移函数得到的 MA 模型。

4.3　估计结果比较

在本节中,我们已知若干位病人在肿瘤放射治疗过程中肿瘤中心点位置坐标的数据,称之为前期数据。下面,我们将用治疗前期的数据,分别用三种统计学中的估计方法:线性估计、均值估计、滑动平均(MA)估计,预测以后过程中肿瘤中心点的位置均值,并以预测结果与实际数据的误差大小,衡量估计方法的优劣,并恰当地描述肿瘤中心点在治疗过程中的运动规律。

4.3.1　线性估计与均值估计的比较

首先,采用线性模型对肿瘤中心点位置均值进行估计。

假设肿瘤中心点位置均值随时间呈线性变化,通过每一位病人治疗的前期数据,将肿瘤中心点位置均值拟合成时间的线性函数,利用此模型,对未来治疗过程中肿瘤中心点位置作出预测。然后,将此预测结果与实际测得的数据相比较,得到中心位置坐标误差的均值与标准差。通过对每一位已知病例的估计与预测,即可得到该线性估计误差均值的均值与标准差,并得到该线性估计误差标准差的均值与标准差。其具体流程如图 4.1 所示。

而后,假设肿瘤中心点位置均值不随时间变化,将每一位病人治疗前期数据的均值,作为未来治疗过程中肿瘤中心点位置的估计值。然后,将此预测结果与实际测得的数据相比较,得到中心位置坐标误差的均值与标准差。通过对每一位已知病例的估计与预测,即可得到该均值估计误差均值的均值与标准差,以及该均值估计误差标准差的均值与标准差。其具体流程如图 4.2 所示。

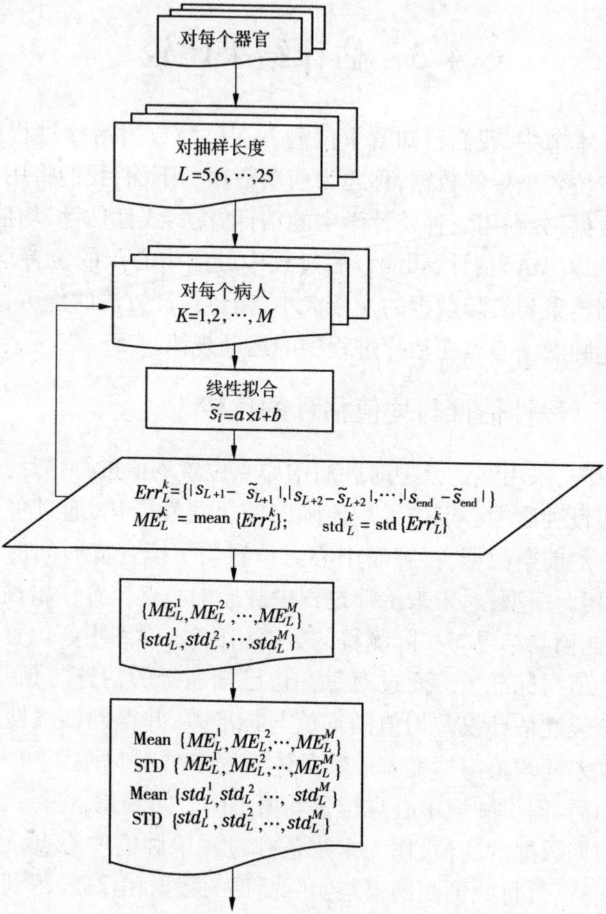

图 4.1　线性估计流程

通过两种估计方法得到结果(如图 4.3 ~ 图 4.8 所示)的比

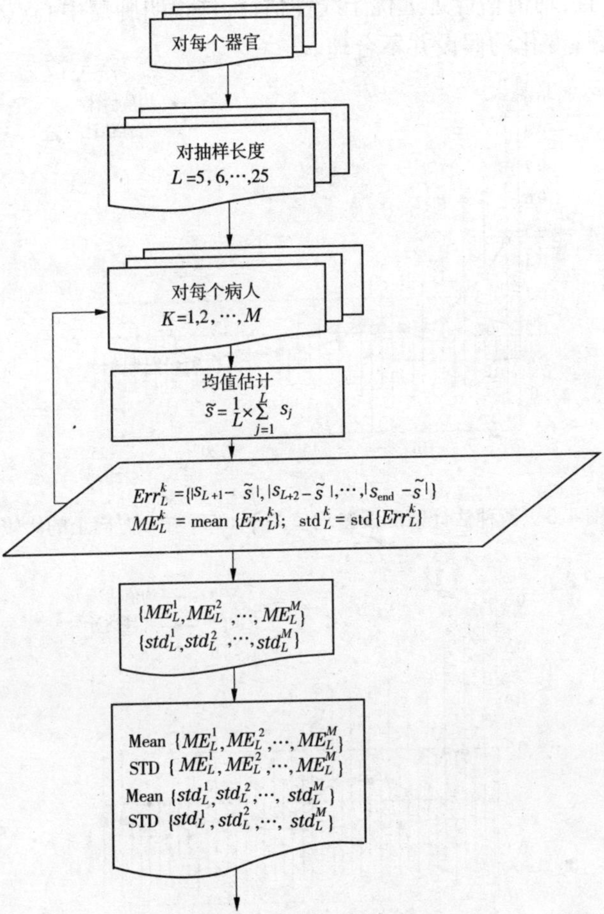

图 4.2　均值估计流程

较,不难发现,线性估计误差的均值与标准差,在各个方向均比较大,并且,均值估计远远优于线性估计,这说明肿瘤中心点位置随时间线性变化的假设并不合理。

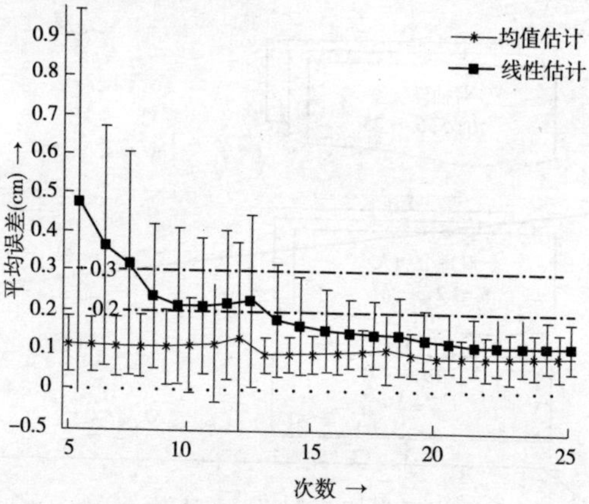

图 4.3　两种估计预测误差均值关于 GTV_1 在 x 方向上的比较

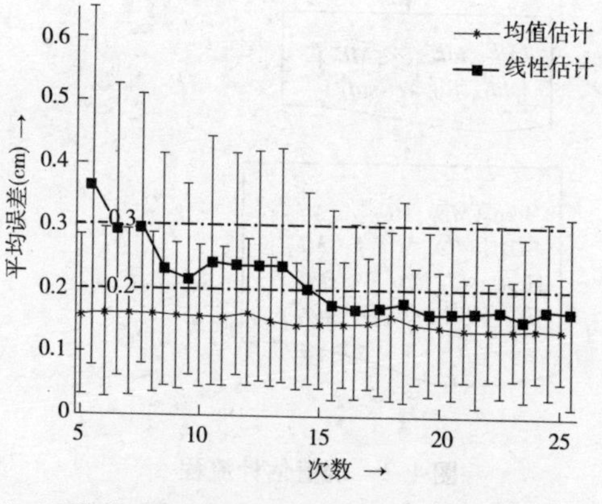

图 4.4　两种估计预测误差均值关于 GTV_1 在 y 方向上的比较

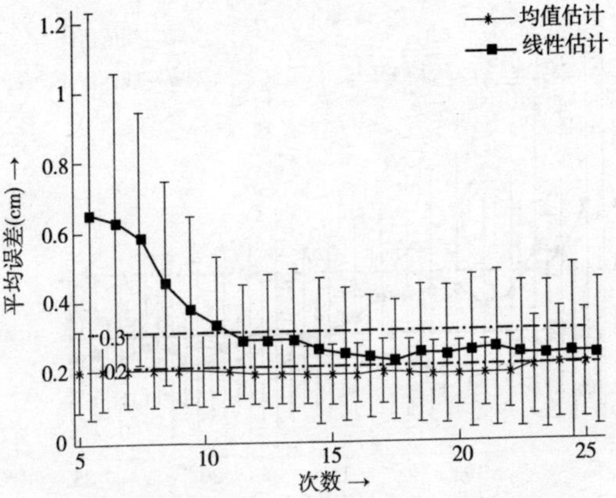

图 4.5　两种估计预测误差均值关于 GTV_1 在 z 方向上的比较

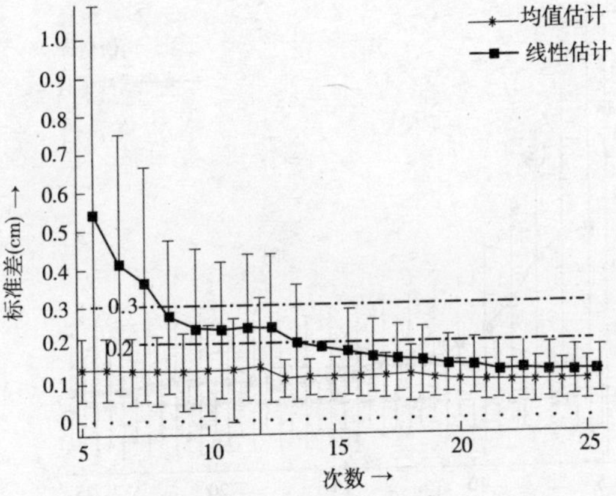

图 4.6　两种估计预测误差标准差关于 GTV_1 在 x 方向上的比较

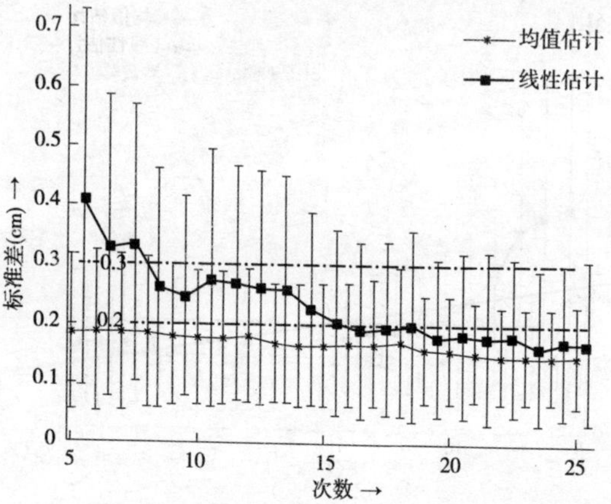

图 4.7　两种估计预测误差标准差关于 GTV_1 在 y 方向上的比较

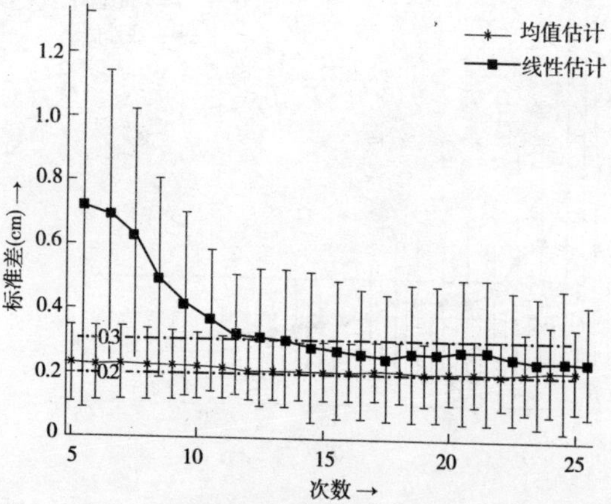

图 4.8　两种估计预测误差标准差关于 GTV_1 在 z 方向上的比较

4.3.2　均值估计与滑动平均估计的比较

在这部分，我们将运用滑动平均(MA)模型对肿瘤中心点位置坐标均值进行估计。将每一位病人治疗前期的中心点位置均值，作为未来治疗过程中肿瘤中心点位置的估计值。但与均值估计方法不同的是，影响未来肿瘤中心点位置估计值的只是邻近的若干次已知测量值，而不是所有已知测量值。然后，将此预测结果与实际测得的数据相比较，得到中心位置坐标误差的均值与标准差。通过对每一位已知病例的估计与预测，即可得到该均值估计误差均值的均值与标准差，以及该均值估计误差标准差的均值与标准差。其具体流程如图4.9所示。

下面，我们通过图4.10～图4.12，考察不同滑动步长的滑动平均估计与均值估计在估计误差最小的估计方法所出现频次方面的比较。

通过柱形图显示其比较结果，其中，柱形图纵坐标的频次指估计误差最小的估计方法所出现的频次，横坐标表示不同的滑动步长，最后一个横坐标，对应于均值估计误差最小的出现频次，倒数第二个横坐标为两种不同估计方法之间的间隔，不对应任何频次。

从上面的比较结果可看出，随着滑动步长比较范围的扩大，误差最小的估计方法出现频次最高的总是滑动步长最大的滑动平均估计或均值估计。由此可见，在肿瘤中心点位置均值的估计中，包含已知测量信息越多，越能准确地进行预测。并且，随着滑动步长的增大，滑动平均估计逐步趋近于均值估计，肿瘤的中心点位置均值不随时间变化。

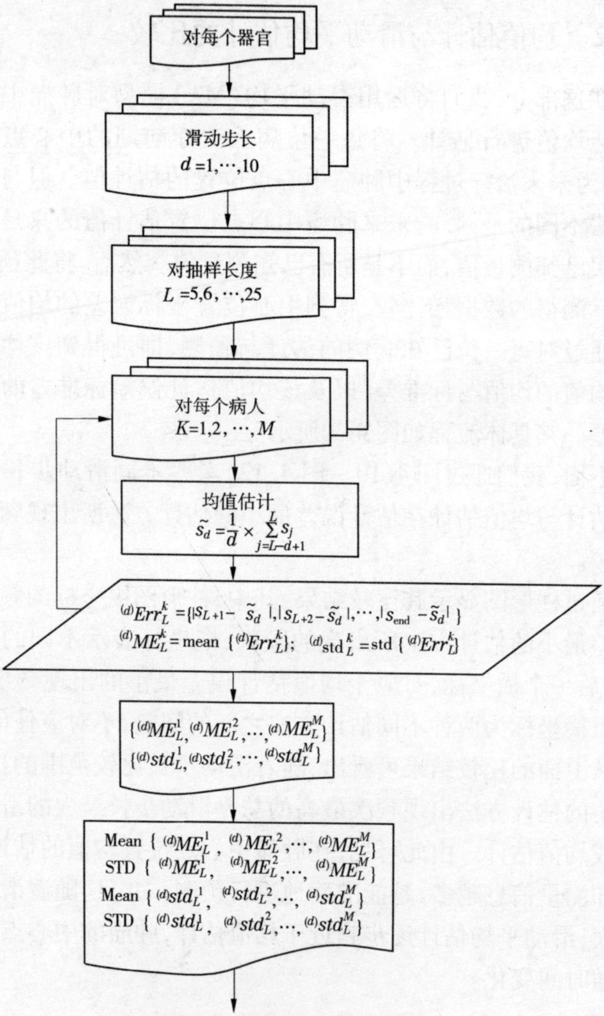

图 4.9 滑动平均估计流程

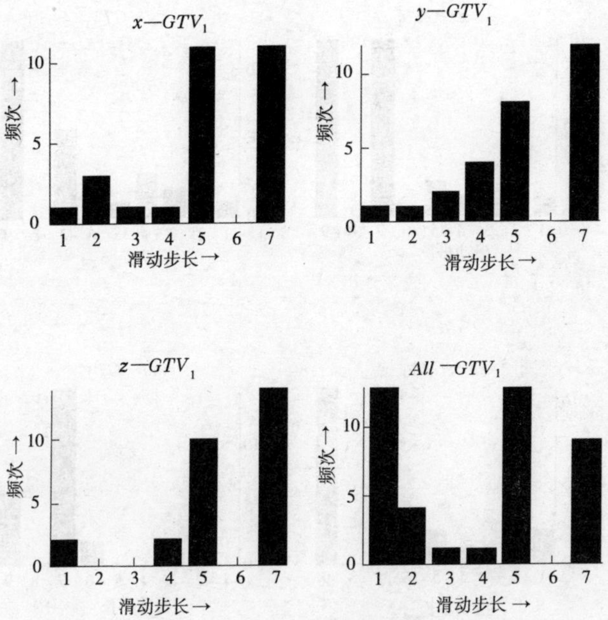

图 4.10　GTV_1 在各个方向上，滑动平均估计——滑动步长 1～5(次)，与均值估计的比较

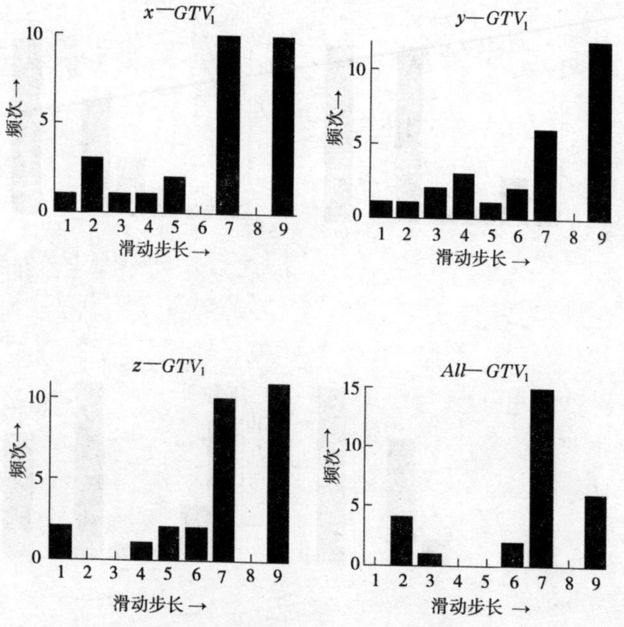

图 4.11　GTV_1 在各个方向上，滑动平均估计——滑动步长 1～7（次），与均值估计的比较

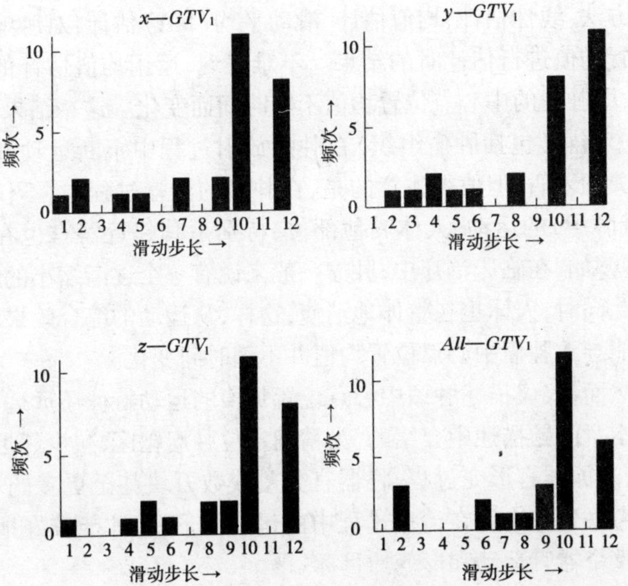

图4.12　GTV_1 在各个方向上，滑动平均估计——滑动步长1～10(次)，与均值估计的比较

4.4 小　结

本章基于人体各个器官(包括肿瘤组织)在肿瘤放射过程中不断运动和形变的现象,为使肿瘤靶区得以精确定位,比较了三种估计方法:线性估计、均值估计、滑动平均(MA)估计,对肿瘤中心点位置均值进行估计时的结果。不难发现,运用均值估计的效果最佳,即肿瘤的中心点位置均值不随时间而变化。这一结果,看似与各个器官(包括肿瘤组织)在肿瘤放射过程中不断运动和形变的现象相矛盾,但值得注意的是,在肿瘤的治疗过程中,不仅有器官(或肿瘤)的运动,人体其他部位,特别是其邻近器官也在时时运动,譬如,在临床治疗中,肿瘤一般来说有一个逐渐缩小的形变,而与此同时,人体也在整体地消瘦,这样,从运动的综合效果看,就有可能导致肿瘤中心点位置均值并不随时间变化。

然而,仅仅描述肿瘤中心点位置均值的运动特征还远远不够,正如本章问题描述中介绍的,为精确定位肿瘤靶区,减少邻近器官损伤,还原器官形变过程,将器官分割成数万块甚至更多的小块,只有考察这些小块在治疗过程中的运动与形变,才能较好地实现预测整个器官运动和形变的目标。

第 5 章　流行病在空间分布人群中的传播模型

5.1　问题描述

人类历史上曾多次受到极其严重的流行病的威胁，因此对流行病的描述和预测是人们由来已久的话题。

最早使用的是总结经验型的统计方法。在漫长的研究过程中，人们不断地吸收最新数学和物理成果，使统计方法不断得到改进，因此这种曾在历史上起过很大作用的方法，直到今天仍然是重要的研究手段。

然而，人们总希望研究灾难的人做出预报，而预报必须有一个演化模型作为依据。如果一个系统完全没有确定的演化法则，那么不管已经有了多少数据，以后的数据也可以任意变化。虽然从 1840 年以来，有人就试探运用简单的数学模型来建立流行病传播的模型并进行预测，然而，直到 20 世纪的四五十年代，以微分方程为主的确定性数学模型才开始受到重视。其中最有影响的是所谓 SIS 模型和 SIR 模型[73,44]。SIR 模型是 Reed 和 Frost 在 1920 年的一篇未发表论文中首先提出的。它把人群分为三组：未患病但可感染的(Susceptible)、患病且可传染别人的(Infected)、治愈且有一定免疫力的(Recovered)，这就是 SIR 模型。麻疹是最典型的这类流行病。也有一些流行病在治愈后并不能免疫,可能立即再次感染,肺结核和淋病常用做这样的例子。这时人群也可分为三组:未患病但可感染的(Susceptible)、患病且可传染别人的(Infected)、治愈但仍可感染的(Susceptible),这就是 SIS 模型。通过建立基于泛函分析与微积分方程(组)来描述流行病的传播过程[68,71,82],进而分析方程(组)解的性质,得到相关结论。这些模型往往能给出与实际统计结果符合得不错的结果,说明它们抓住了流行病传播内部的一些基本动力学法则。

值得注意的是,这种方法在发展之初是确定性的,也就是说,如果模型方程中所有参数和所有变量的初值都能精确知道,那就一定能完全确定以后时刻流行病的演化情况,并可以精确地预测。这明显与事实不完全相符。流行病的传播是一种复杂现象,这是因为传染病传播的载体——人和人之间的交流、接触、联系所形成的系统是复杂的。易感染、有传染性的个体全都是有主动性的个体,他们的行为方式对于病情的发展具有直接影响,同时也会随外界情况的变化产生适应性的改变,从而也增加了所研究问题的复杂性。

近些年来,复杂网络模型被广泛应用于该领域的研究[69-72]。在这些模型中,通常是引入网络结构来反映流行病传播在人群中的传播过程。其中的网络节点代表人群中的个体,而网络之间各种各样的连接则表示流行病各种各样的传播方式和传播特点。通过模拟传染病发展过程,分析其仿真结果,考察哪些因素对于特定传染病爆发流行最为重要,采取哪类措施能够更有效地控制,何时采取效果最好。这类模型比传统微积分方程(组)模型更易于直观分析,利用其模拟结果,可以更好地为传染病防治决策提供支持。

通过分析现有运用复杂网络建立的流行病传播模型，我们发现，模型通常注重描述节点之间的连接及其连接规则，以模拟人与人之间的接触和流行病的传播规律，但是，现实生活中，人群通常是空间分布的，空间关系是流行病传播的重要影响因素。然而，复杂网络模型中没有空间、距离等概念，因此人群在空间上这种重要的关系并没有得以反映。

基于以上的观察与分析，我们提出了一种新的模型，该模型考虑了流行病在空间分布人群中的随机传播过程。其中，人群空间分布于平面一个有界区域内，而流行病病毒的传播则是一个自然的扩散过程。

5.2　系统建模

本小节，我们将针对一个流行病在空间分布人群中的随机传播的过程进行建模，首先，我们作如下假设。

(1)假设 N_0 个个体（即人群总数为 N_0 或 N_0 个节点）随机分布在平面有界区域内，并且，节点之间相互独立无关联。

(2)流行病的空间传播是一个自然的扩散过程，满足如下反应扩散方程：

$$\left.\begin{aligned} u_t(x,y,t) &= a^2\left(\frac{\partial^2 u(x,y,t)}{\partial x^2} + \frac{\partial^2 u(x,y,t)}{\partial y^2}\right) \\ u(x,y,t_0) &= \sum_{i=1}^{k} \delta(x_i,y_i) \end{aligned}\right\} \tag{5.1}$$

这里，$u(x,y,t)$ 表示在 t 时刻，坐标为 (x,y) 的点处，流行病病毒的浓度。$\delta(x,y)$是脉冲函数,表示在坐标为(x,y)的点处,有病人发病。

(3)每个个体的得病概率p由病人所在位置病毒浓度决定,即p是u的函数,例如,$p=\tanh\left(\frac{u}{10}\right)$,或$p=\frac{2\arctan\left(\frac{u}{2}\right)}{\pi}$。

(4)通常的,刚刚痊愈的个体,有可能会对该种流行病产生一定程度的免疫力,本书中,我们用$r(t)$来表示免疫力函数。因而,如果人体能够产生针对该流行病的免疫力,即$r(t)\neq 0$,那么,短时间内他们不会轻易再次感染。但是,这种免疫力通常也会随着时间而逐渐减弱,随着时间的推移,他们再次感染的几率也会逐渐增大(即这只是一种暂时的免疫力),所以,我们假设$r(t)$为时间t的函数,并且,其函数值随着时间t逐渐减小。

基于上面的几点假设,若人体能够产生针对该流行病的免疫力,即$r(t)\neq 0$,可以将人群分为三组:未患病但可感染的(Susceptible)、患病且可传染别人的(Infected)、治愈但仍可感染的(Susceptible),这就是SIS模型;若人体未能产生针对该流行病的免疫力,即$r(t)=0$,人群则将分为:未患病但可感染的(Susceptible)、患病且可传染别人的(Infected)、治愈且有暂时免疫力的(Recovered),这与SIR模型相一致[73,74]。

5.3 数值仿真结果

在这一节,我们着重研究模型的数值仿真。

首先将式(5.1)离散化。假设$t-1$时刻有k个个体(x_i,y_i)

$(i=1,\cdots,k)$发病,那么在 t 时刻,受点$(x_i,y_i)(i=1,\cdots,k)$处的病人影响,点(x,y)处的病毒浓度

$$u(x,y,t)=\frac{1}{2a\sqrt{\pi}}\left(\sum_{i=1}^{k}\mathrm{e}^{\frac{(x-x_i)^2+(y-y_i)^2}{-4a^2}}\right)$$

是反应扩散方程(5.1)的解。点(x,y)处个体感染病毒的概率为 $p(x,y,t)=\tanh\left(\frac{u(x,y,t)}{10}\right)$。考虑到人体自身产生的免疫力 $r(t)$,那么在 t 时刻,点(x,y)处个体得病的概率为 $p(x,y,t)\cdot r(t)=\tanh\left[\frac{u(x,y,t)}{10}\right]\cdot[1-r(t)]$。注意,在 $t-1$ 时刻得病的个体,在 t 时刻将会恢复。

下面的数值仿真结果,对比了有无暂时性免疫力作用对整个流行病传播过程的影响。

图 5.1 中取暂时性免疫力函数 $r(t)=\mathrm{e}^{\frac{-t}{10}}$,显然,随着 t 的增加,$r(t)$在不断减小(这里 t 表示个体恢复后的时间长度)。事实上,这种假设是与生物医学对流行病的观察与研究相一致的。

图 5.1 所示的仿真结果对比了有无暂时性免疫力作用对流行病传播过程的影响。可以清楚地看到,虽然这种免疫力作用是暂时性的,但对于阻止流行病在人群中的传播仍十分有效;而流行病则相对容易在无暂时性免疫力获得的人群中传播或大规模爆发。

对于不同的流行病,其致病性强弱也有差别。像很多流行性感冒就属于致病性很强的流行病。这里的致病性,就是指由上面提到的得病概率与当地的病毒浓度的关系来刻画的。

图 5.2 所示的仿真结果对比了两种不同流行病的致病性强弱。图 5.3 则对比了这两种高低不同的致病性对流行病传播的影

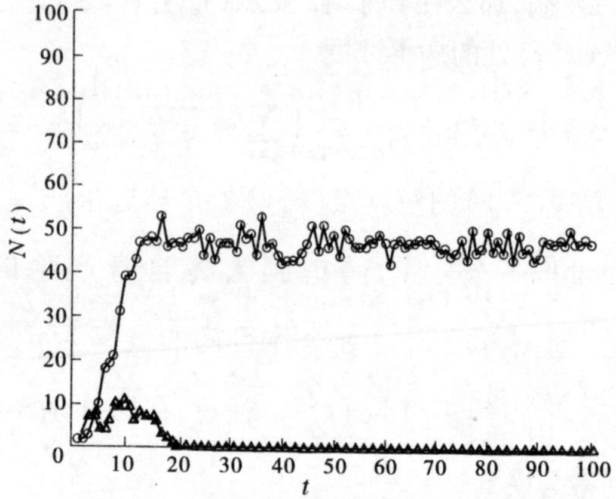

图 5.1　流行病两种传播过程的比较(其中 $N_0=100, a=\frac{1}{100}, p=\tanh(\frac{u}{10})$)

注:图中下方三角形组成的折线表示免疫函数 $r(t)=e^{\frac{-t}{10}}$ 时的情形,而图中上方圆圈组成的折线表示无免疫力获得时的情形。

响。可以看出,在相同环境下,高致病性流行病易于在人群中广泛传播与蔓延,而对于某些致病性不高的流行疾病,则不会产生大规模爆发,甚至会慢慢消亡。所以,当一种高致病性流行病开始传播时,必须采取隔离或强制注射疫苗等有效的控制措施,否则,仅靠人体产生的暂时性免疫力作用,并不足以阻止高致病性流行病在人群中的广泛传播与蔓延。

下面我们讨论在无免疫力获得情形下,人群密度对流行病传播的影响。

我们发现,实际中当人群相对密集,即个体间间距 d 减小时,流行病更易在人群中大规模传播。事实上,从病毒浓度的表达式

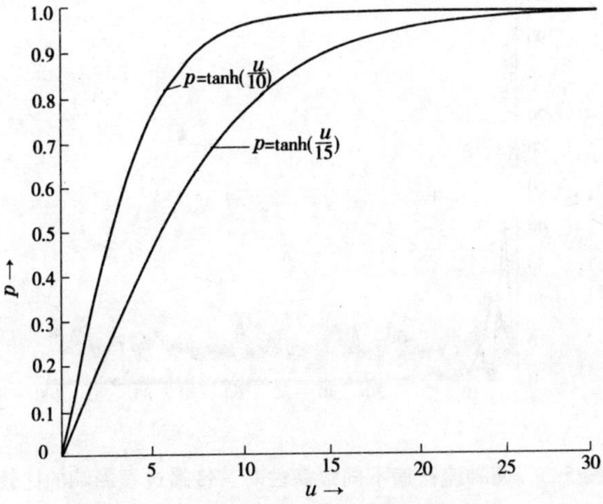

图 5.2　两种流行病不同致病性的对比

$u(x,y,t)=\frac{100}{2\sqrt{\pi}}\left(\sum_{i=1}^{k}e^{\frac{10\,000\cdot[(x-x_i)^2+(y-y_i)^2]}{-4}}\right)$，可以看到，如果节点与发病点之间距离减小，该节点处病毒浓度将呈现指数型增长。因此，当节点间距减小时，病毒浓度 u 将快速增大，受此影响，该个体的得病几率 p 也会大大增加。图 5.4 所示的仿真结果对比了节点间不同间距大小对流行病传播的影响。特别是在图 5.5 中，显示了流行病感染人数随人群密度变化的关系。这里，人群密度是通过两节点间的平均间距来衡量的。从图 5.5 中可以清晰地看到，当两节点间平均间距 $d>0.030$ 时，流行病感染人数相当少，也就是说，只要人群密度达到一定的稀疏程度，即使人体并不产生相对该流行病病毒的免疫力，这种流行病也不会大规模在人群中蔓延。

通过对以上仿真结果的分析，我们将结论与流行病通过随机

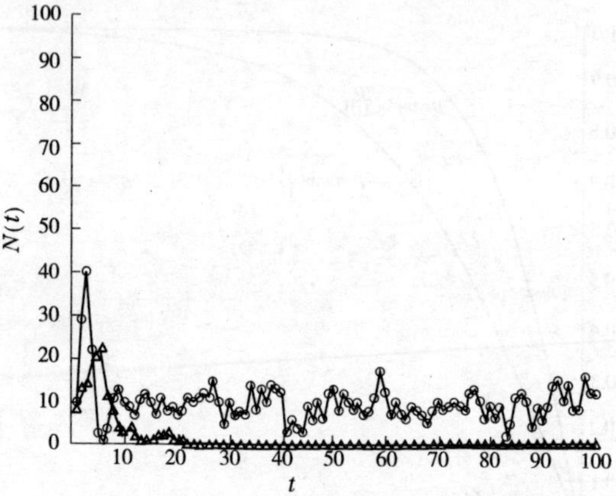

图 5.3　两种流行病不同致病性对其传播过程影响的比较

（其中 $N_0 = 100$，$a = \frac{1}{100}$，$r(t) = e^{\frac{-t}{10}}$）

注：图中下方三角形组成的折线表示流行病致病性低 $p = \tanh(\frac{u}{15})$ 时的情形，而图中上方圆圈组成的折线表示流行病致病性高 $p = \tanh(\frac{u}{10})$ 时的情形。

网络传播模型中的相关结论[70]作一比较。

在流行病通过随机网络传播的模型中，随机网络由 N_0 个节点和 N 条连接构成。每对节点之间以概率 q 存在连接，如果两节点之间存在连接，则互称为邻居。在文献[70]中，以 SIS 模型为例，人群中的每个个体均处于“健康”或“生病”的状态。假设健康状态的个体以概率 λ 被其每个生病邻居所感染，那么在 t 时刻，若处于健康状态的节点 i 拥有 k_i 个邻居，其中有 k_{inf} 个邻居是生病状态，则在 $t+1$ 时刻，节点 i 被感染的概率为 $[1-(1-\lambda)^{k_{inf}}]$。与此同时，每个生病个体是以速度 u 恢复健康状态的。一般地，设 $u=1$。

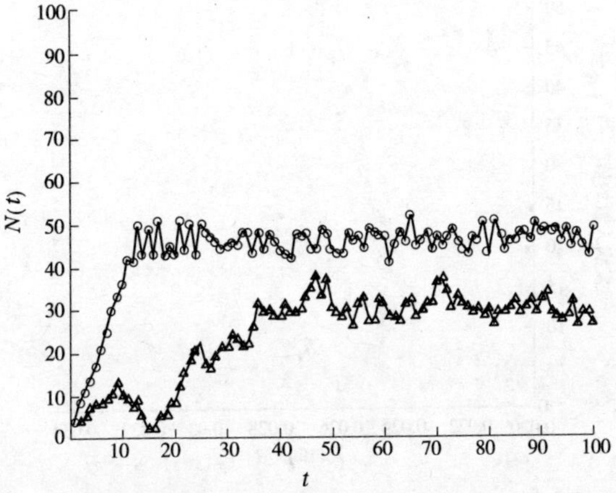

图 5.4　流行病在两种不同密度人群中传播时感染人数的对比

(其中 $N_0 = 100, a = \frac{1}{100}, p = \tanh(\frac{u}{10})$)

注: 图中下方三角形组成的折线表示节点平均间距 $d = 0.023$ 时的情形，而图中上方圆圈组成的折线表示节点平均间距 $d = 0.029$ 时的情形。

在图 5.6 和图 5.7 中，可以看到，我们取相同的感染率，当网络节点之间连接变密，即节点间连接概率 q 增大时，感染人数也会随之增多。

对比两个模型，不难发现如下相似之处。

- 流行病传播在一段时间之后都会趋于平稳状态。
- 感染人数是随着人群密度增大，或随机网络连接概率增大而增加的。
- 随机网络中，节点之间连接概率对于整个传播过程的作用，相当于我们模型中的人群密度。

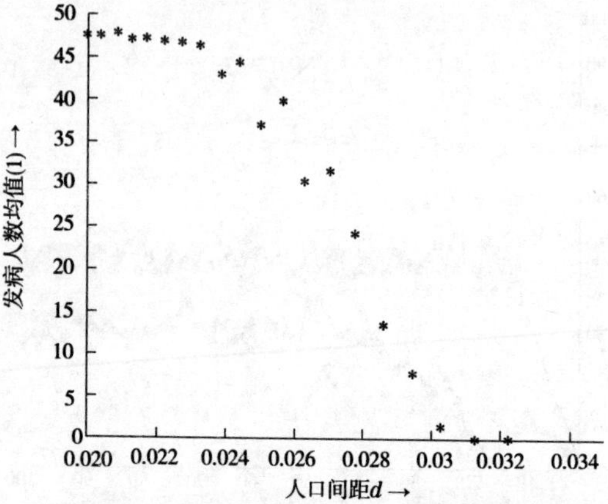

图 5.5　流行病感染人数随人群密度的变化关系

（其中 $N_0=100, a=\dfrac{1}{100}, p=\tanh(\dfrac{u}{10})$）

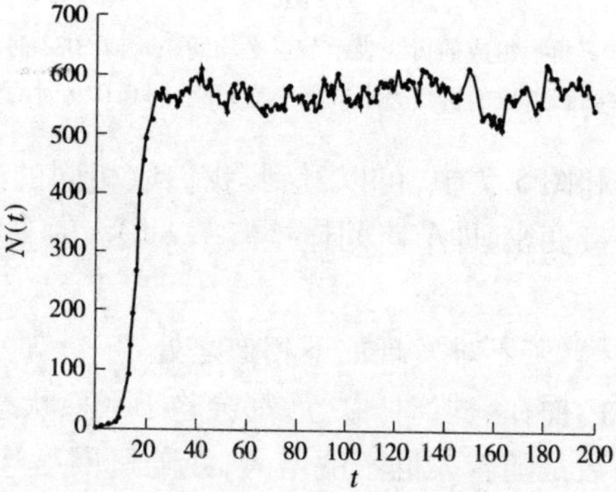

图 5.6　流行病通过随机网络传播过程中的感染人数

（其中 $N_0=1\ 000, \lambda=0.015, N=5\times10^4, q=0.1$）

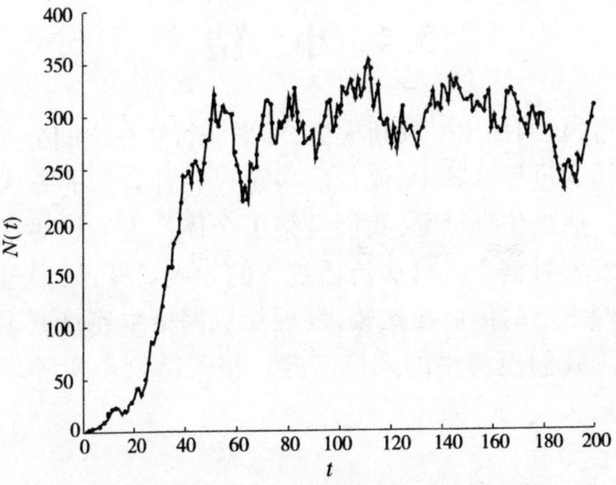

图5.7　流行病通过随机网络传播过程中的感染人数
(其中 $N_0=1\ 000$, $\lambda=0.015$, $N=4\times10^4$, $q=0.08$)

两个模型的不同之处如下。

- 在我们的模型中,个体是空间分布,相互独立,没有连接的,而在随机网络模型中,个体之间没有空间关系,只是以概率 q 存在连接关系。
- 在我们的模型中,流行病是以自然的病毒扩散方式在人群中传播的,而在随机网络模型中,流行病只有通过与生病邻居之间的连接来传播。
- 图5.5显示,随着人群密度的减小,感染人数将随之减少,当人群足够稀疏时,流行病会自行消亡,这一结论与实际现象更相符合。

5.4 小结

在本章,我们提出一种新模型,考虑流行病在空间分布的人群中随机传播的过程。其中,流行病病毒以一种自然的方式在空间扩散传播。通过仿真试验,我们考察了个体产生的针对该病毒的暂时性免疫力对整个流行病传播过程的影响。并且,通过与流行病在随机网络上的传播相比较,发现随机网络中连接概率的作用几乎等同于我们模型中的人群密度。相关结论与实际现象相当吻合。

第 6 章　结束语

本书以生物医学为背景,运用系统控制的理论和方法,建立相关的数学模型,研究了若干系统生物学中的控制问题。

首先对肿瘤放射治疗过程进行数学建模,根据临床实际提出目标函数。运用动态规划原理,得到该问题满足约束条件的最优控制,优化了整个肿瘤放射治疗过程,达到了优化治疗效果的目标。基于动态规划的"最优性原理",给出了优化算法,并通过相关的仿真试验,分别考察了模型中几个重要参数对结果的影响,及其相应的医学含义,检验了优化算法的有效性。

本书还考虑了在肿瘤放射过程中,人体各个器官(包括肿瘤组织)不断运动和形变的现象。为使肿瘤靶区得以精确定位,比较了三种估计方法:线性估计、均值估计、滑动平均(MA)估计,对肿瘤中心点位置均值进行估计时的表现。通过比较,我们发现,运用均值估计的效果最佳,即肿瘤的中心点位置均值是不随时间而变化的,为深入了解、进而预测该类器官的形变及运动规律,以及在放射治疗中及时校正并补偿误差,有效减小受照体积提供了依据。

另外,本书还提出一种新的流行病传播模型。与目前许多疾病传播模型不同,我们考虑的是,流行病在空间分布的人群中的随机传播过程。其中,人群随机分布在平面有界区域内,流行病病毒以一种自然的方式在空间扩散传播。通过一些仿真试验,我们考察了个体产生的针对该病毒的暂时性免疫力对整个流行病传播过程的影响。并且,通过与流行病在随机网络上的传播相比较,发现随机网络中连接概率的作用几乎等同于我们模型中的人群密度。相关结论与实际现象相当吻合。

最后,在本书的基础之上,我们提出一些有待解决的问题。

在第3章中我们已经看到,与通常采用传统的标准治疗方案(治疗计划):(2Gy×35天),即整个过程分为35个阶段,每个阶段的放射剂量相同,$\{d_k=2|k=1,2,\cdots,35\}$不同,运用优化算法得到的优化治疗方案,每次放射的剂量均不相同,这就需要每次放射治疗均调整设备,给实际的治疗过程带来很大的麻烦,那么,如果我们限制治疗过程中调整的次数,那么对优化的效果会有什么影响?具体的,应该在何时,进行怎样的调整呢?

在第4章中,我们运用均值估计描述了肿瘤中心点位置均值的运动特征,而这对于还原整个器官运动及形变过程是远远不够的,并且,肿瘤在治疗过程中一般是逐渐缩小的,如果中心点位置运动是平稳的,那么,其他点的运动必然是非平稳的。应该如何描述其他点的运动特征呢?进一步的,估计这些点的运动特征之后,又如何还原整个器官的运动及形变过程呢?等等。这些问题都是我们正在进行和将要进行的研究工作。

参 考 文 献

[1] D. Yan, D. Lockman. Organ/patient geometric variation in external beam radiotherapyand its effects. Medical Physics, 28(4), 2001, 593-602.

[2] J. Liang, D. Yan. Reducing uncertainties in volumetric image based deformableorgan registration. Medical Physics, 30(8), 2003, 2116-2122.

[3] Y. Chi, J. Liang and D. Yan. A material sensitivity study on the accuracy of deformable organregistration using linear biomechanical models. Medical Physics, 33, 2006, 421-433.

[4] M. Kocher, H. Treuer and R. Muller. Quantificationof tumor reoxygenation during accelerated radiation therapy. Radiology. 205(1), 1997, 263-268.

[5] M. Kocher, H. Treuer. Reoxygenation of hypoxic cells by tumor shrinkage duringirradiation: A computer simulation. Strahlenther Onkol., 171(4), 1995, 219-230.

[6] D. Yan, D. Lockman, A. Martinez, J. Wong, D. Brabbins, F. Vicini, J. Liang, L. Kestin. Computed Tomography Guided Management of Interfractional PatientVariation. Seminars in Radiation Oncology, 15(3), 2005, 168-179.

[7] D. Yan. New Technologies in Radiation Oncology, Part4: Image – Guided/Adaptive Radiotherapy. Springer Berlin Heidelberg, 2006.

[8] Katia P. Sycara. Multiagent systems. AImagazine, 19(2), 1998, 79-92.

[9] S. I. Roumeliotis and G. A. Bekey. Distributed Multi – Robot Location, Distributed Autonomous Robotic Systems 4, Springer – Verlag, 2000, 179-188.

[10] N. Miyata, J. Ota, T. Arai, H. Asama. Cooperative transport by multiple mobile robots in unknown static environments associated with real-time task assignment, Roboticsand Automation. IEEE Transactions, 18(5), 2002, 769 - 780.

[11] 郝玉芝. 临床肿瘤病案超声影像图解[M]. 北京:中华医学电子音像出版社,2005.

[12] Holland. Frei. 癌症医学(英文原版)(精)[M]. 北京:人民卫生出版社,2005.

[13] A. Black, D. Yan, L. Kestin, C. Wong, J. Wong and A. Martines. Defining a radiotheory target with positron emission temolography. Int. J. Radiat. Oncol. Biol. Phys., 54(2), 34, 2002.

[14] A. Buch, H. Schrirmerster, M. Hetzel, etc. 3-Doxy-3-[18F] fluorothymidine-positron emission temography fornon-invasive assessment of profileration in pulmonary nodules. CancerResearch, 62, 2002, 3331-3334.

[15] E. Lee and L. Markus. Foundations of Optimal Control Theory. John Wiley & Sons, New York, 1967.

[16] G. J. Kutcher, C. Burman. Calculation of complication probabilityfactors for non-uniform normal tissue irradiation: the effective volumemethod. Int. J. Radiation Oncology Biol. Phys., 16, 1989, 3006-3016.

[17] M. Birkner, D. Yan, M. Alber, J. Liang, F. Nusslin. Adapting inverse planning to patient and organ geometrical variation: algorithm and implementation. Med. Phys., 30(10), 2003, 2822-2831.

[18] H. Keller, W. Tome, M. A. Ritter and T. R. Mackie. Design of adaptivetreatment margins for non-negligible measurement uncertainty: application to ultrasound-guided prostate radiation therapy. Phys. Med. Biol., 49, 2004, 69-86.

[19] J. Lof, B. K. Lind and A. Brahme. An adaptive control algorithm for optimization of intensity modulated radiotherapy considering uncertainties in beam profiles. patient set-up and internal organ motion. Phys. Med. Biol., 43, 1998, 1605-1628.

[20] D. Yan. On-line Adaptive Strategy for Dose Per Fraction Design, Proceed-

ings of the XIIIth International Conference on The Useof Computers in Radiotherapy (XIII ICCR). Heidelberg, Germany, 2000. Heidelberg: Springer-Verlag, 2000.

[21] D. Yan, D. Lockman, D. Brabbins, L. Tyburski and M. Martinez. An offline strategy for constructing a patient-specific planning target volume for image guided adaptive radiotherapy of prostatecancer. Int. J. Radiat. Oncol. Biol. Phys., 48(1), 2000, 289-302.

[22] D. A. Jaffray. Radiographic and tomographic imaging system integrated into a medical linear accelerator for location of bone and soft-tissue target. International Journal of radiation Oncology, Biology Physics, 45, 1999, 773-789.

[23] R. T. Mackie. Tomotherapy: a new concept for the delivery of dynamic conformal radiotherapy. Medical Physics, 20, 1993, 1709-1719.

[24] D. Yan. A model to accumulate the fractionated dose in a deforming organ International Journal of radiation Oncology. Biology Physics, 44, 1999, 665-675.

[25] A. Buchali, S. Koswig, S. Dinges, et al. Impact of the filling status of the bladder and rectum on their integral dose distribution and the movement of the uterus in the treatment planning of gynaecological cancer. Radiother Oncol, 52(1), 1999, 29-34.

[26] J. F. Fowler. The linear quadratic formula and progress in fractionated radiotherapy-a review. Br. J. Radiol., 62, 1989, 679-694.

[27] A. Niemierko. Reporting and analysis dose distribution: a concept of equivalent uniform dose. Medical Physics, 24, 1997, 103-110.

[28] Bo. Lennernas, Sten Nilsson. Calculated effects of displacement errors in external beam radiotherapy of prostatic adenocarcinoma. Acta Oncologica, 38, 1999, 203-208.

[29] D. Yan, F. Vicini, J. Wong and A. Martinez. Adaptive radiation therapy.

Phys. Med. Biol. ,42,1997,123-132.

[30]王日爽,徐兵,魏权龄. 应用动态规划[M]. 北京:国防工业出版社,1987.

[31]张润琦. 动态规划[M]. 北京:北京理工大学出版社,1989.

[32]R. E. Bellman. Dynamic Programming. Princeton University Press, Princeton, New Jersey, 1957.

[33]王振龙,胡永宏. 应用时间序列分析[M]. 北京:科学出版社,2007.

[34]张树京,齐立心. 时间序列分析简明教程[M]. 北京:清华大学出版社,2003.

[35]王振龙. 时间序列分析[M]. 北京:中国统计出版社,2000.

[36] J. Li and L. Xing. Inverse planning incorporating organ motion. Med. Phys. ,27,2000,1573-1578.

[37]D. Yan, E. Ziaja, D. Jaffray, J. Wong, F. Vicini, D. Brabbins and A. Martinez. The use of adaptive radiation therapy to reduce setup error: a prospective clinical study. Int. J. Radiat. Oncol. , Biol. Phys. , 41, 1998, 715-720.

[38]A. Martinez et al. Improvement in dose escalation using the process of adaptive radiotherapy combined with 3D-conformal or intensity modulated beams for prostate cancer. Int. J. Radiat. Oncol. , Biol. Phys. ,50,2001,1226-1234.

[39]J. Fowler. The linear quadratic formula and progress in fractionated radiotherapy—a review. Br. J. Radiol. ,62,1989,679-694.

[40] H. Withers, J. Taylor and B. Maciejewski. The hazard of acceleratedtumor clonogen repopulation during radiotherapy. Acta Oncol. ,27,1988,131-146.

[41]H. Thames. An 'incomplete-repair' model for survival after fractionated and continuous irradiations. Int. J. Radiat. Biol. ,47,1985,319-339.

[42]M. Alber and F. Nusslin. An objective function for radiation treatment optimization based on local biological measures. Phys. Med. Biol. ,44,1999,

479-493.

[43] A. Niemierko. Reporting and analyzing dose distributions: A concept of equivalent uniform dose. Med. Phys. ,24,1997,103-110.

[44] P. Langen, G. Etzold, R. Hintsche, G. Kowollik. 3-Deoxy-3-fluorothymidine, a new selective inhibitor of DNA-synthesis. Acta Biol. Med. Ger. ,23, 1969,759-766.

[45] A. F. Shields, J. R. Grierson, Dohmen, etc. Imaging proliferation in vivo with [18 F] FLT and positron emission tomography. Nat. Med. ,4,1998, 1334-1336.

[46] P. J. Keal, V. R. Kini, Vedam. Motion adaptive x-ray therapy: a feasibility study. Phys. Med. Biol. ,46,2001,1-10.

[47] I. Rabinowitz, J. Broomberg, M. Goitein. Accuracy of radiation field alignment in clinical practice. Int. J. Radiat. Oncol. Biol. Phys. , 11, 1985, 1857-1867.

[48] J. Bijhold, J. Lebesque, Hart AAM. Maximizing setup accuracy using portal images as applied to a conformal boost technique for prostatic cancer. Radiother Oncol. ,24,1992,261-271.

[49] J. Leong. Implementation of random positioning error in computerized radiation treatment planning systems as a result of fractionation. Phys. Med. Biol. ,32,1987,327-334.

[50] J. H. Killoran, H. K. Kooy, D. J. Gladstone. A numerical simulation of organ motion and daily setup uncertainties: implications for radiation therapy. Int. J. Radiat. Oncol. Biol. Phys. ,3,1997,213-221.

[51] J. C. Stroom, H. DeBoer, Huizenga. Inclusion of geometrical uncertainties in radiotherapy treatment planning by means of coverage probability. Int. J. Radiat. Oncol. Biol. Phys. ,43,1999,905-919.

[52] van Herk, P. Remeijer, C. Rasch. The probability of correct dose delivery-

dose population historgrams for deriving treatment margins in radiotherapy. Int. J. Radiat. Oncol. Biol. Phys. ,47,2000,1121-1135.

[53] M. Ghilezan, D. Yan, Liang J. Online image guided IMRT for prostate cancer: How much improvement can we expect? A theoretical assessment of clinical benefits and potential for dose escalation by improving precision and accuracy of radiation delivery. Int. J. Radiat. Oncol. Biol. Phys. , 60, 2004, 1602-1610.

[54] A. Niemierko. Target dose inhomogeneity and the location recurrence. Int. J. Radiat. Oncol. Biol. Phys. ,54,2002,128.

[55] M. Goitein. Calculation of the uncertainty in the dose delivered during radiation therapy. Med. Phys. ,12,1985,608-612.

[56] D. Brabbins, A. Martinez, D. Yan. A dose escalation trial using the adaptive radiotherapy process (art) as a delivery system in localized prostate cancer: analysis of chronic toxicity. Int. J. Radiat. Oncol. Biol. Phys. ,61,2005, 400-408.

[57] C. Vargas, L. Kestin, D. Yan. Dose-volume analysis of predictors for chronic rectal toxicity following treatment of prostate cancer with adaptive high-dose conformal radiotherapy. Int. J. Radiat. Oncol. Biol. Phys. ,57,2003, S398.

[58] D. Yan. Image-guided/adaptive radiotherapy, medical radiology-radiation oncology, in Schlegel W, Bortfeld T, Grosu AL (eds): New Technologies in Radiation Oncology. Berlin, Springer-Verlag, 2005.

[59] M. Hoogeman, van Herk, D. Yan. A model to simulate day-to-day variations in rectum shape. Int. J. Radiat. Oncol. Biol. Phys. ,54,2002,615-625.

[60] H. T. Lotz, Remeijer, van Herk. A model to predict bladder shapes from changes in bladder and rectal filling. Med. Phys. ,31,2004,1415-1423.

[61] Barker JL, Garden AS, Ang KK, et al. Quantification of volumetric and ge-

ometric changes occurring during fractioned radiotherapy for headand-neck cancer using an integrated CT/linear accelerator system. Int J of Radiat Oncol Biol Phys, 59, 2004,960-970.

[62] E. C. Ford, G. S. Mageras, E. Yorke. Respiration-correlated spiral CT: a method of measuring respiratory-induced anatomic motion for radiation treatment. Med. Phys. ,30,2003,88-97.

[63] E. C. Ford, G. S. Mageras, E. Yorke. Evaluation of respiratory movement during gated radiotherapy using film and electronic portal imaging. Int. J. Radiat. Oncol. Biol. Phys. ,52,2002,522-531.

[64] J. Sonke, P. Remeijer, van Herk. respiration-correlated cone beam CT: obtaining a four-dimensional data set. Med. Phys. ,30,2003,1415.

[65] L. Kestin, C. Vargas, G. Hugo. Breathing variation during thoracic radiations for adaptive radiotherapy of lung cancer. Int. J. Radiat. Oncol. Biol. Phys. ,60,2004,S610.

[66] D. Yan. Treatment strategy for daily image feedback adaptive radiotherapy. The Use of Computers in Radiation Therapy. Heidelberg, Germany, Springer,2000,518-520.

[67] J. W. Wong, M. B. Sharpe, D. A. Jaffray. The use of active breathing control (ABC) to reduce margin for breathing motion. Int. J. Rad. Oncol. Phys. , 44,1999,911-919.

[68] J. Murray. Mathematical Biology. Springer-Verlag, Berlin, 1993.

[69] J. Hyman and J. Li. An intuitive formulation for the reproductive number for the spread of diseases in heterogeneous populations. Math. Biosci. , 167, 2000,65-86.

[70] Z. Liu and B. Hu. Epidemic spreading in community networks. Europhys. Lett. ,72(2),2005,315-321.

[71] M. Small and C. Tse. Small world and scale free model of transmission of

SARS. Int. J. Bifurcation and Chaos, 15(5), 2005, 1745-1755.
[72] D. Watts. Small Worlds: The Dynamics of Networks between Order and Randomness. Princeton University Press, Princeton, New Jersey, 1999.
[73] R. Pastor-Satorras and A. Vespignani. Epidemic dynamics and endemic states in complex networks. Phys. Rev. E, 63, 2001, 66-117.
[74] R. Anderson and R. May. Infectious Diseases in Humans. Oxford University Press, Oxford, 1992.
[75] B. Bollobas, Random Graphs. Cambridge University Press. Cambridge, 2001.
[76] N. Bailey. Mathematical Theory of Infectious Diseases. Griffin, London, 1975.
[77] O. Diekmann and J. Heesterbeek. Mathematical Epidemiology of Infectious Diseases: model building, analysis and interpretation. John Wiley & Sons, New York, 2000.
[78] F. R. Adler. The effects of averaging on the basic reproduction ratio. Math. Biosci., 111, 1992, 89-98.
[79] L. J. S. Allen. Some discrete-time SI, SIR, and SIS epidemic models. Math. Biosci., 124, 1994, 83-105.
[80] L. J. S. Allen and A. M. Burgin. Comparison of deterministic and stochastic SIS and SIR models in discrete-time. Math. Biosci., 163, 2000, 1-33.
[81] H. Amann. Ordinary Differential Equations. Walter de Gruyter, Berlin, 1990.
[82] R. M. Anderson. Population Dynamics of Infectious Diseases. Chapman and Hall, London, 1982.
[83] R. M. Anderson. The role of mathematical models in the study of HIV transmission and the epidemiology of AIDS. J. AIDS, 1, 1988, 241-256.
[84] R. M. Anderson and R. M. May. Population biology of infectious diseases I. Nature, 180, 1979, 361-367.
[85] R. M. Anderson, G. P. Medley, R. M. May and A. M. Johnson. A prelim-

inary study of the transmission dynamics of the human immunodeficiency virus, the causative agent of AIDS. IMA J. Math. Appl. Med. Biol. , 3, 1986, 229-263.

[86] N. T. J. Bailey. The Biomathematics of Malaria. Charles Griffin, London, 1982.

[87] M. Bartlett. Stochastic Population Models in Ecology and Epidemiology. Methuen, London, 1960.

[88] N. Becker. The use of epidemic models. Biometrics, 35, 1978, 295-305.

[89] N. Becker. Analysis of Infectious Disease Data. Chapman and Hall, New York, 1989.

[90] A. S. Benenson. Control of Communicable Diseases in Man, 16th ed. American Public Health Association, Washington D. C. , 1995.

[91] B. M. Bolker and B. T. Grenfell. Chaos and biological complexity in measles dynamics. Proc. Roy. Soc. London Ser. B, 251, 1993, 75-81.

[92] F. L. Black, W. J. Hierholzer, F. D. P. Pinheiro, Evidence for the persistence of infectious disease agents in isolated human populations. Am. J. Epidemiol, 100, 1974, 230-250.

[93] F. Brauer. Models for the spread of universally fatal diseases. J. Math. Biol. , 28, 1990, 451-462.

[94] M. Burnett and D. O. White. Natural History of Infectious Disease, 4th ed. . Cambridge University Press, Cambridge, UK, 1974.

[95] S. Busenberg and C. Castillo-Chavez. A general solution of the problem of mixing of subpopulations and its application to risk- and age-structured models for the spread of AIDS. IMA J. Math. Appl. Med. Biol. , 8, 1991, 1-29.

[96] C. Castillo-Chavez, W. Huang and J. Li. Competitive exclusion and multiple strains in an SIS STD model. SIAM J. Appl. Math. , 59, 1999, 1790-1811.

[97] Centers for Disease Control and Prevention. Summary of notifiable diseases.

United States, 1998, MMWR, 47, 1999, 78-83.

[98] Centers for Disease Control and Prevention. Ten great public health achievements— United States. 1900-1999, MMWR, 48, 1999, 241-248.

[99] Y. Cha, M. Iannelli and F. A. Milner. Existence and uniqueness of endemic states for age-structured S-I-R epidemic model. Math. Biosci., 150, 1998, 177-190.

[100] D. J. Daley and J. Gani. Epidemic Modelling: An Introduction. Cambridge University Press, Cambridge, UK, 1999.

[101] O. Diekmann, J. A. P. Heesterbeek and J. A. J. Metz. On the definition and the computation of the basic reproduction ratio R0 in models for infectious diseases in heterogeneous populations. J. Math. Biol., 28, 1990, 365-382.

[102] K. Dietz. Transmission and control of arbovirus diseases, in Epidemiology, K. L. Cooke, ed. SIAM, Philadelphia, 1975, 104-121.

[103] K. Dietz. The incidence of infectious diseases under the influence of seasonal fluctuations, in Mathematical Models in Medicine, J. Berger, W. Buhler, R. Repges and P. Tautu, eds., Lecture Notes in Biomath. 11, Springer-Verlag, Berlin, 1976, 1-15.

[104] K. Dietz and D. Schenzle. Mathematical models for infectious disease statistics. in A Celebration of Statistics, A. C. Atkinson and S. E. Feinberg, eds., Springer-Verlag, New York, 1985, 167-204.

[105] K. Dietz and D. Schenzle. Proportionate mixing models for age-dependent infection transmission. J. Math. Biol., 22, 1985, 117-120.

[106] G. Dwyer, S. A. Levin and L. Buttel. A simulation model of the population dynamics and evolution of myxomatosis. Ecological Monographs, 60, 1990, 423-447.

[107] D. J. D. Earn, P. Rohani, B. M. Bolker and B. T. Grenfell. A simple

model for complex dynamical transitions in epidemics. Science, 287, 2000, 667-670.

[108] M. El – Doma. Analysis of nonlinear integro – differential equations arising in age – dependent epidemic models. Nonlinear Anal., 11, 1987, 913-937.

[109] L. Esteva and C. Vargas. A model for dengue disease with variable human population. J. Math. Biol., 38, 1999, 220-240.

[110] N. M. Ferguson, R. M. Anderson and G. P. Garnett. Mass vaccination to control chickenpox: The influence of zoster. Rev. Med., Virology, 6, 1996, 151-161.

[111] L. Gao, J. Mena-Lorca and H. W. Hethcote. Variations on a theme of SEI endemic models, in Differential Equations and Applications to Biology and to Industry. M. Martelli, K. Cooke, E. Cumberbatch, B. Tang and H. Thieme, eds., World Scientific Publishing, Singapore, 1996, 191-207.

[112] D. Greenhalgh. Analytical threshold and stability results on age-structured epidemic models with vaccination. Theoret. Population Biol., 33, 1988, 266-290.

[113] D. Greenhalgh. Vaccination campaigns for common childhood diseases, Math. Biosci., 100, 1990, 201-240.

[114] M. E. Halloran, S. L. Cochi, T. A. Lieu, M. Wharton and L. Fehrs. Theoretical epidemiologic and morbidity effects of routine varicella immunization of preschool children in the United States. Am. J. Epidemiol., 140, 1994, 81-104.

[115] M. E. Halloran, L. Watelet and C. J. Struchiner. Epidemiological effects of vaccines with complex direct effects in an age-structured population. Math. Biosci., 121, 1994, 193-225.

[116] H. W. Hethcote. Modeling heterogeneous mixing in infectious disease dynamics, in Models for Infectious Human Diseases. V. Isham and G. F. H.

Medley, eds., Cambridge University Press,, Cambridge, UK, 1996, 215-238.

[117] H. W. Hethcote, H. W. Stech and P. van den Driessche. Periodicity and stability in epidemic models: A survey, in Differential Equations and Applications in Ecology, Epidemics and Population Problems. S. N. Busenberg and K. L. Cooke, eds., Academic Press, New York, 1981, 65-82.

[118] J. M. Hyman, J. Li and E. A. Stanley. Threshold conditions for the spread of HIV infection in age-structured populations of homosexual men. J. Theoret. Biol., 166, 1994, 9-31.

[119] V. Isham and G. Medley, eds.. Models for Infectious Human Diseases. Cambridge University Press, Cambridge, UK, 1996.

[120] X. Lin, H. W. Hethcote and P. van den Driessche. An epidemiological model for HIV/AIDS with proportional recruitment. Math. Biosci., 118, 1993, 181-195.

[121] A. Pugliese. Population models for diseases with no recovery. J. Math. Biol., 28, 1990, 65-82.

[122] J. Mena - Lorca, J. X. Velasco-Hernandez and C. Castillo - Chavez. Density-dependent dynamics and superinfection in an epidemic model. IMA J. Math. Appl. Med. Biol., 16, 1999, 307-317.

致　谢

本书是在导师洪奕光研究员的悉心指导下完成的。

从2005年起，我一直得到洪老师的耐心指导，引导我逐步走进学术研究的殿堂。从他那里受到了良好的学术熏陶和丰富的人生启迪，足以使我受益终生。在此表示深深的谢意！

在本书准备及修改期间，秦化淑老师给予了我很大帮助。秦老师忘我、精益求精、严谨、高尚和勇于开拓的精神、作风和品德，均为我孜孜以求的榜样，简单的“谢”字实在难以表达对秦老师的感佩与尊敬之情。

在学术会议、讨论班、专业课上，我有幸聆听过控制重点实验室的程代展研究员、张纪峰研究员的教导，他们在历次学术活动中传授的人生感悟、治学体会，令我受益匪浅！

在2007年，我曾到美国William Beaumont医院做短期访问，期间得到Dr. Di Yan，Dr. Jian Liang以及Dr. Tiezhi Zhang等的指导和帮助，使我对肿瘤放射治疗的过程有了更深的了解，特在此表示十分的感谢！

在接触数值仿真之初，得到过齐洪胜博士、刘峰博士的耐心指导，特在此表示感谢！另外，感谢师兄王剑魁博士、胡江平博士、郭宇骞博士，石国栋、吴建新等同学，他们在讨论班上和生活中都给了我许许多多的帮助。

最后，感谢我的父母和丈夫尹腾飞多年来的鼓励与支持，他们一直是我前进的动力！